风电现场员工健康管理手册

新疆金风科技股份有限公司　组织编写

U0310791

知识产权出版社
全国百佳图书出版单位

图书在版编目（CIP）数据

风电现场员工健康管理手册/新疆金风科技股份有限公司 组织编写 . —北京：知识产权
出版社，2017.4

ISBN 978-7-5130-4839-2

Ⅰ.①风… Ⅱ.①新… Ⅲ.①风力发电—电力工业—职工—保健—手册
Ⅳ.① R161-62

中国版本图书馆 CIP 数据核字（2017）第 065796 号

内容提要

本书以关注风电行业现场员工身心健康发展为导向，通过对员工们身体体质状况、心理
和营养的调研与访谈，初步掌握行业员工的健康基础状况，为后续员工健康管理工作提供数
据支持和参考。本书还对突出的相关问题开具了简单易行的运动处方，旨在培养风电现场员
工自我健康管理意识，提升员工的归属感和幸福感指数，为风电行业的可持续发展奠定基础。

责任编辑：刘晓庆　　　　　　　　　　　　　　责任出版：刘译文

风电现场员工健康管理手册

FENGDIAN XIANCHANG YUANGONG JIANKANG GUANLI SHOUCE

新疆金风科技股份有限公司　　组织编写

出版发行：知识产权出版社 有限责任公司		网　　址：http://www.ipph.cn	
		http://www.laichushu.com	
电　　话：010-82004826			
社　　址：北京市海淀区西外太平庄 55 号		邮　　编：100081	
责编电话：010-82000860 转 8073		责编邮箱：396961849@qq.com	
发行电话：010-82000860 转 8101/8029		发行传真：010-82000893/83003279	
印　　刷：北京嘉恒彩色印刷有限责任公司		经　　销：各大网上书店、新华书店及相关专业书店	
开　　本：787mm×1000mm　1/16		印　　张：11.5	
版　　次：2017 年 4 月第 1 版		印　　次：2017 年 4 月第 1 次印刷	
字　　数：200 千字		定　　价：49.00 元	

ISBN 978-7-5130-4839-2

本书编写委员会

名誉主任　秦海岩

主　　任　武　钢

委　　员　王　进　李　飞　侯玉菡　陈　林
　　　　　李春雷　于晓菲

本书编写委员　王丽娟　王　娆　柳　茜　时　阳
　　　　　　　刘晓楠　袁　键　赵修精　于　淼
　　　　　　　董俊芳

作者简介

　　新疆金风科技股份有限公司（以下简称"金风科技"）成立于 1998 年，是中国最早从事风电机组研发和制造的企业之一。金风科技拥有自主知识产权的直驱永磁技术，代表全球风力发电领域最具成长前景的技术路线。金风科技于 2007 年在深圳证券交易所上市（股票代码：002202），2009 年在香港联合交易所上市（股票代码：2208）。

　　目前，金风科技已发展成为国内第一、国际市场排名第一的风电机组制造商和风电整体解决方案供应商，拥有员工 6000 余人，其中研发技术人员近千人，超过公司总人数的 20%；公司资产规模从 2000 年的 5400 万元人民币增加至目前超过 520 亿元人民币，实现了近 1000 倍的增幅。金风科技曾两次荣获美国麻省理工学院《科技评论》杂志评选出的"全球最具创新能力企业 50 强"，又凭借在风电和清洁能源领域的杰出成就和突出贡献，成为 2014 年中国清洁技术 20 强项目（CT20）的第一名，并被授予"行业领袖奖"。

　　金风科技以"为人类奉献白云蓝天，给未来创造更多资源"为企业使命。金风科技风电机组每年的发电量能够满足 5000 万户家庭的用电需求。这一数据超过中国香港特别行政区全年的用电量，将减少二氧化碳排放 6120 万吨，相当于再造 3380 万立方米的森林。

做健康向上的风电人（序言一）

你是否看到过这样的景色：在一望无际的茫茫戈壁上，一座座挺拔高耸的风力发电机迎风而立，巨大的叶片随风转动，形成了一片耀眼的"白色森林"。也许你会好奇，是谁勾勒出了这幅壮丽的画卷？是谁创造了这样的奇迹？是他们——千千万万为风电事业做出无私奉献的风电人。

"碧波海阔浪潮涌，风好正是扬帆时"风电是造福人类的绿色能源，风电事业已经乘风而上、御风而行，唱响新时代的"大风歌"。黄天漠北、孤雁落日，风机在碧海蓝天下自由地转动，风电人在这里洒下汗水、挥洒青春，与之为伴。

艰苦的环境造就了风电人坚韧、乐观的生活态度，也铸就了他们刚毅坚韧、满怀理想的产业文化基因。但强大的精神也需要建立在强健的体魄上。这群最可爱的人为人类奉献的是健康和希望，他们自身也应该是健康的、永远充满活力的。由于常年坚守在环境恶劣的工作岗位上，风电场一线员工的健康状况值得关注，而员工健康管理水平更体现出了一个企业的管理水平和文化内涵。员工是企业的第一生产力，他们的身心健康状况也将直接影响企业乃至行业的健康发展。良好的身心素质是为行业贡献力量和智慧的物质基础，是产业腾飞的根基所在。

《风电现场员工健康管理手册》正是基于此而编撰的。该书以风电行业一线员工关怀为导向，通过员工体质调查、心理访谈和营养调研等方法，建立员工健康管理数据库并提供健康对策，旨在改善风电一线员工健康素质，提升员工整体幸福感，为员工们的生理和心理健康保驾护航，可谓意义重大。

我们希望，所有的风电企业都能将先进的、科学的健康体质监测、健康知识和企业人文关怀带至各个风场和车间。当企业文化升华为产业文化，就具有了更强烈的共性意志，就能散发出更多的正能量，就能更好地向社会展现一个"风华正茂"的优秀群体。我们做健康的风电人，为了能做更多健康的事。

中国可再生能源学会风能专业委员会秘书长

鉴衡认证中心主任

秦海岩

身心健康的事业成功
才是真正的成功（序言二）

　　非常高兴金风大学文体部编撰了《风电现场员工健康管理手册》，这是践行党中央"全民健康"的又一具体的行动。中国风电人肩负着"为人类奉献白云蓝天，给子孙留下更多资源"的伟大使命，不仅承受着长期技术创新、产品创新、管理模式创新的市场压力，而且还肩负着维护现场几十万台设备完好，保持足够的工作量、高劳动强度，以及降低安全风险的责任。他们承受着常人难以承受的压力，身心的健康不仅关系到他们自身的幸福指数，也影响他们身后的家庭。

　　金风大学文体部以引领风电行业健康生活方式为追求，通过大量的现场访谈调研、专家咨询，总结并创作了这本适合现场员工的健康手册，衷心地希望它能为现场员工提供一份健康生活和工作的指南。中国风电的路途还十分遥远，"长跑"需要好的身体和开放、健康的心态，最重要的是要树立健康的观念。只有努力，才能健康！

　　打开这本书，就会发现该书的全部素材来自现场，非常适合现场员工阅读。我是一名有近30年风电工作经历的风电人，曾经在现场工作过十多年。我曾亲眼看到身边有很多同伴因为工作繁忙和缺乏保健知识而伤害了身体，给未来生活带来了很多不便；也有很多同事面对寂寞，因缺乏应对的有效措施而导致内心孤寂……特别希望能通过我们的努力来改变这一现状。在这里，我要感谢金风大学文体部的同事们。希望这本书能够为现场的员工们打开"一扇窗户"。这本书不仅提供了身体保健的实用措施，而且还提供了心理疏导的有效方法，希望能和现场的员工建立起长久和持续的联系，帮助大家走向健康之路。同时，也希望大家能给金风大学文体部的同事们提出更多的建议和需求，鼓励他们在这条路上继续为大家提供更好的服务。最后，我衷心地希望健康文化的阳光洒向风电现场，让现场的员工们能够茁壮成长！

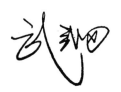

目　录

第一章　风电现场健康管理调查及编制结构

一、调查背景

《企业健康管理及公司人心理健康状况大调查白皮书》认为："企业人未老先衰，患病率及心理疾患呈年轻化趋势，是亚健康的重灾区；心理健康被忽视成企业通病；企业人负面情绪太多。"这也揭示了大多数企业健康管理的隐忧。"高效、健康、幸福"员工队伍的建设问题，已经引起了社会极大的关注和重视。

在清洁能源风电行业也是如此。众所周知，风电现场员工是风电企业的第一生产力。一线员工的健康状况和自身健康管理水平一直是企业关注的焦点，直接影响企业的健康发展。然而，由于风机一般都竖立在大风区域，环境相对较为荒僻，风电一线员工在承受环境压力及体力负荷的同时，还需要与家人、朋友乃至繁华都市相离，承受内心的孤寂。

本书以风电行业一线员工关怀为导向，通过对风电现场员工身体体质状况调查、心理访谈及营养调研，掌握本群体身体、心理及营养状况，以期对后续员工健康管理工作提供数据支持和参考。本书还对突出问题提供简单易行的健康策略，进而改善员工日常工作及生活习惯，从源头预防及改善风电一线员工的健康素质，为风电一线员工的健康保驾护航，提升员工整体幸福感，为企业和员工的发展提供保障。

二、调查方法与对象

本次调查历时两个月，通过现场走访（7 个项目）、在京的一线员工访谈（56 人）、初步问卷调查反馈（20 份）、制定并确定最终调查问卷。本次调查共计发放调查问卷 1549 份，回收 875 份，回收率 56%。调查对象是风电企业代表金风科技国内风电现场所有员工，包括西北事业部、华北事业部、东北事业部、华南事业部、华中事业部、新疆事业部、哈密事业部、宁夏事业部、光伏办公室和运维管理部等。

三、调查问卷结构与内容

调查问卷结构分为四个部分。

第一部分为基本信息调查，包括员工的工作地点，工作年限，工作性质和项目环境（海拔、温度、湿度、地形和植被等）。

第二部分为营养篇，包括三餐的准时性，摄入食物频率和总量（主食、蔬菜、肉类、蛋、奶、水果和豆制品），食品采购周期和烹调方式，生活方式（吸烟、饮酒和睡眠），体重指数和腰围，体检数据（"三高"及其他疾病等）。

第三部分为体能篇，包括身体素质（耐力、柔韧性、上肢和下肢力量和关节灵活性），锻炼相关（方式、频率和持续时间），爬风机身体感受，热身和放松习惯（工作和锻炼）。

第四部分为心理篇，包括个人心理状态（压力状况、情绪状态、抑郁倾向和职业枯竭等），压力源分析（部门、工作年限、年龄和职级等），压力应对方式，以及效果、情绪状况分析等。

调研从三个方面出发，结合职工属性信息，进行专项分析及交叉分析，全面了解一线员工在风电现场的体质、心理和营养等多方面信息，与工作属性进行相关性分析，找到工作属性所带来的健康风险，并针对风险提供预防及改善策略，帮助一线员工提高幸福感。

四、编制结构

本书主要分为以下三大部分。

第一部分：体能恢复。风电现场员工的一项重要且持续性工作就是对风机运行进行维护，这需要一线员工长期上下攀爬几十米的风机，并在狭小的空间内进行维护工作。长此以往，如果员工不能进行正确的身体肌肉准备及放松，就会引起身体肌肉、骨头等多部位损伤，影响身体健康。为此，我们的体能康复专家深入一线，通过调查并进行体质能量分析，找到问题所在，为一线员工提供体能预防及改善策略，用专业知识为员工带来体能健康保障。

第二部分：改善心境。由于风机大都竖立在风大且偏僻之地，所处环境一般都比较恶劣，更有人迹罕至之地。我们的"风电郎"❶需要与家人分离，长期坚守在一线，在承受工作重压的同时，还需要承受较大的精神压力。心理专家也关注到了这一点，先对在京的一线员工进行批量访谈，大致了解了一线员工的心理状态，然后深入各地一线，进行现场了解，最终通过心理调查问卷全面分析现场员工的心理状况，并提供缓解压力、情绪管控和人际沟通的小策略，帮助员工提升幸福感。

第三部分：营养支持。"风电郎"在一线与风机为伴，经常早出晚归。很多员工为了一次性、快速地解决风机运行的难点，不得不长时间待在几十米的风机上，短则一个小时，长则一整天，这就无法保证一日三餐和日常的营养供给。很多员工为了早上能多睡一会，早餐往往匆匆了事；中午为了快速解决风机运行中的维护问题，中餐草草解决；晚上为了弥补这一天的辛劳，晚餐狠狠地大吃一顿。再加上风机现场的厨师多为当地聘请的非专业人员，不懂得营养搭配，时间一长，很多员工都患上了胃病、营养缺乏症等疾病。为了改善这一状况，我们请来了营养专家。他们通过现场实地调研、全国问卷调查等方式，对风电一线员工的营养补给进行摸底，并普及营养健康知识，为员工送去营养和健康。

---

❶ "风电郎"指在一线从事风力发电工作的男员工。

第二章　身体是革命的本钱

一、风电现场员工身体状况报告

经过前期实地调研、发放调查问卷、分析调研报告等工作，我们对风电现场工作人员的损伤现状有了大致的了解。在对696名爬风机工作人员的调查中发现，在肩部、上背部、前臂及手腕、腰椎、腰部肌肉、大腿后侧肌肉和膝关节等部位的损伤中，腰椎部位的损伤率最高，为15%；其次是腰部肌肉，损伤率为12%；第三位是膝关节，损伤率为6%；肩部、上背部、前臂、手腕和大腿后侧肌肉的损伤率为5%。这种损伤情况符合风电行业现场工作人员的职业特征，导致这些损伤的具体原因如下。

首先是腰部，包括腰椎和腰部两侧肌肉。在员工爬风机的过程中，爬一个70～75米高的风机至少需要45分钟。为了省力，他们往往将腰背部靠在冰凉的风机壁上，冬天严寒导致腰背部受寒。爬上风机后，员工还要在狭小的空间内持续工作两三个小时甚至更长时间，腰部往往处于压力较大的状态下；加上工作后不注意放松恢复，长此以往就会导致腰间盘突出、腰肌劳损等腰部问题。

其次是膝关节。员工长期地上下攀爬风机致使膝关节不停地做屈伸动作，过度使用就造成了关节内压力增高；再加上在狭小的空间内往往需要跪姿作业，且持续时间较长，长期以往就会导致髌骨劳损和髌腱炎等伤病。冬天对膝关节的保暖不足也会导致膝关节受凉并形成风湿性关节炎。

肩部、前臂和手腕的损伤可能是因为上肢力量不足，攀爬动作不规范导致的。上背部的损伤是因为每天攀爬风机，特别是向上爬需要上背部主动发力。而上背部肌肉又特别容易紧张，肌肉张力过大容易造成拉伤和劳损，加上不注意放松肌肉又加大了损伤的可能性。大腿后侧的肌肉天生是一个比较弱但又容易紧绷的肌群，而在下风机的时候，大腿后侧肌群长期处于离心收缩状态，这种状态将导致慢性或急性的损伤。

颈椎部位的损伤虽然在问卷分析中没有被提及，但在项目考察时发现在运维工作人员身上比较常见。从事运维项目的工作人员主要从事在机房内监控风机组运行状况工作，工作时间相对稳定，需要持续不断地盯住电脑屏幕，且持续时间较长。久而久之，肩颈僵硬、疼痛的情况就出现了。看电脑屏幕时，颈椎因前伸而承受了更多的负荷，并且前群胸大肌和小肌紧张，后群上背部肌肉较弱，从而导致上交叉综合症（圆肩）。

针对以上问题，本书为风电一线员工量身定制了一套爬风机准备运动及下风机后的放松操，统称为第一套全国"风电郎"广播体操，希望能帮助风电一线员工从源头预防职业病。

本书还针对上述各部位的损伤，提供了一些康复性运动治疗建议，以及康复后预防性训练方法，从而帮助员工减少损伤发生，消除疲劳。

二、第一套全国"风电郎"广播体操

（一）"风机我来了"之准备运动

以下准备活动主要是以活动爬风机时常用的各个关节及其周围肌肉为目的，减少因为准备活动不足而导致的急性损伤。准备活动具体包括头颈部、肩部、腰髋部、膝关节、踝关节和腕关节的活动。每一部位的准备活动完成一次为一个八拍，一共需要完成四个八拍。简单来说，准备活动需要在爬风机前花上两分钟时间，简称为"风前两分钟"。

第一节：头颈运动

动作要求：站立，双手掐腰，分别做头颈部的屈伸和左右侧屈动作，共两个八拍，需要完成两次。见图2-1、图2-2、图2-3和图2-4。

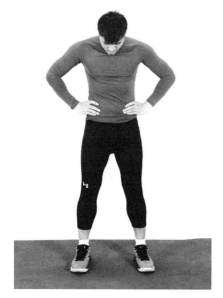

图2-1　头颈屈动作

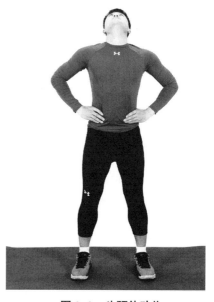

图2-2　头颈伸动作

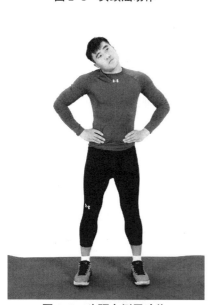

图2-3　头颈右侧屈动作

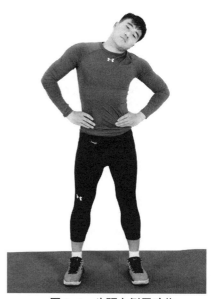

图2-4　头颈左侧屈动作

第二节：肩部运动

动作要求：站立，双手放在肩部，先向前旋转两个八拍，再向后旋转两个八拍。见图2-5。

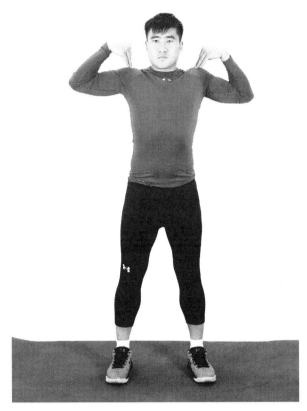

图2-5　肩部动作

第三节：腰部运动

动作1要求：站立，双手掐腰，以腰髋部为发力点，做一个平倒下的"8"字型动作，每两个"8"字一个八拍，做四个八拍。见图2-6和图2-7。

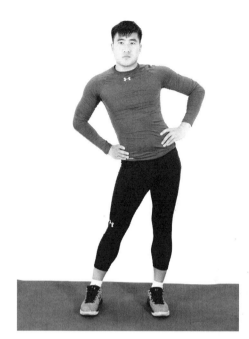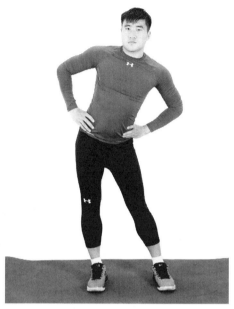

图 2-6　右侧腰部动作　　　　　　　　图 2-7　左侧腰部动作

　　动作 2 要求：双腿打开至肩宽的 1.5 倍，用双手去摸左脚外侧，持续 2～3 秒；然后换另一侧，连续做两次。见图 2-8。

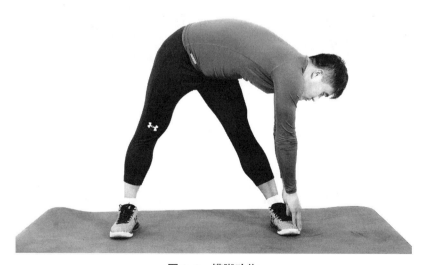

图 2-8　摸脚动作

第四节：膝关节运动

动作要求：双脚并拢并下蹲，双手放在膝关节上，先往左边旋转两个八拍，然后换右边再旋转两个八拍。见图 2-9。

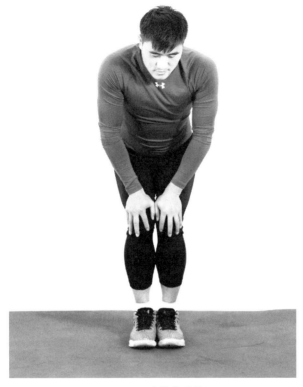

图 2-9　膝关节动作

第五节：踝关节、腕关节运动

动作要求：双手十指交叉相扣，左脚向左外侧迈一小步并踮起脚后跟，踝关节与腕关节一起做绕环运动。两个八拍后，换右侧重复同样动作。见图 2-10 和图 2-11。

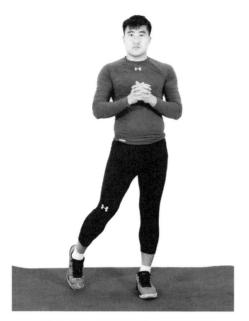 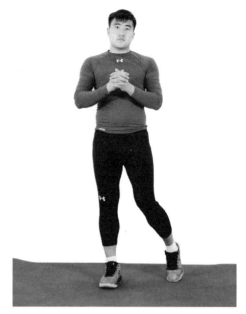

图 2-10　右侧踝关节、腕关节动作　　　图 2-11　左侧踝关节、腕关节动作

两分钟，就能让身体做好爬风机的准备，快来试试吧！效果好的话，一定要坚持。

（二）"风机天天见"之放松运动

放松活动主要是针对工作或运动后容易紧张的肌肉进行牵拉放松，特别是对腰部肌肉的放松，可有效地缓解疲劳和酸痛感，也可以减少由于长期疲劳所导致的慢性损伤。根据风电现场的具体情况，下面这些放松活动可在保证安全的情况下，在风机内的爬梯或其他杆状物上进行。

第一节：肩部肌肉放松运动

动作要求：站立，面向前方，左手抓住身后的杠铃杆持续 8 ~ 15 秒；换右手，每侧同样动作进行 2 ~ 3 次。见图 2-12 和图 2-13。

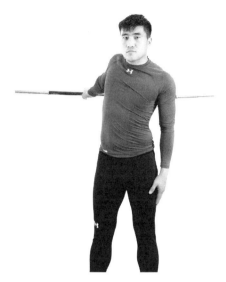

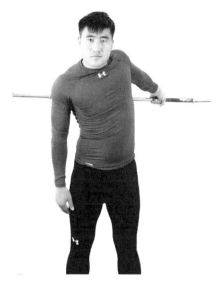

图 2-12　右侧肩部放松动作　　　　图 2-13　左侧肩部放松动作

第二节：背部肌肉放松运动

动作要求：站立，左手屈肘放在脑后，右手放在左手肘部，向右侧缓慢发力持续 8～15 秒。换右侧，做同样的动作，每侧 2～3 次。见图 2-14 和图 2-15。

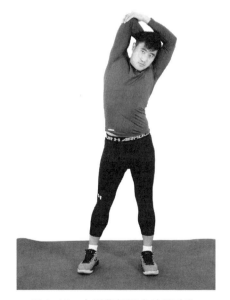

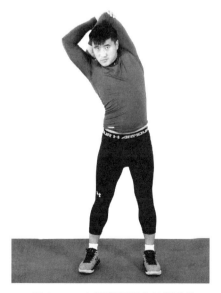

图 2-14　右侧背部肌肉放松动作　　　　图 2-15　左侧背部肌肉放松动作

第三节：腰髋部肌肉放松运动

动作 1 要求：双手抓住杠铃杆，屈膝离开地面，使整个身体悬挂在空中。腰部要放松，不要发力，持续 5~8 秒，做 2~3 次。见图 2-16。

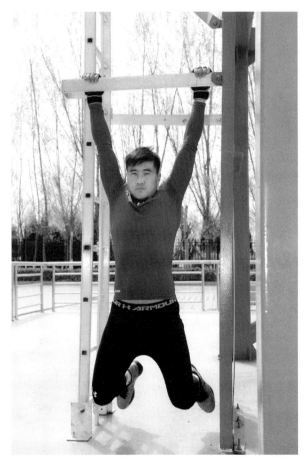

图 2-16　腰髋部肌肉放松动作

动作 2 要求：侧身，双腿交叉，双手拉住把杆（此处可以找一个车把手或门把手），下蹲向外侧发力，持续 5~8 秒。然后，换个方向，同样的动作做 2~3 次。见图 2-17。

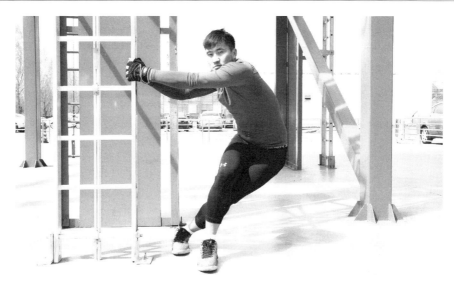

图 2-17　腰髋部肌肉放松动作

第四节：臀部肌肉放松运动

动作要求：右腿放在左腿上，左手拉住把杆（可继续利用车把手或门把手）。右手掐腰，然后向下蹲，持续 5～8 秒。再换另一侧，同样的动作做 2～3 次。见图 2-18。

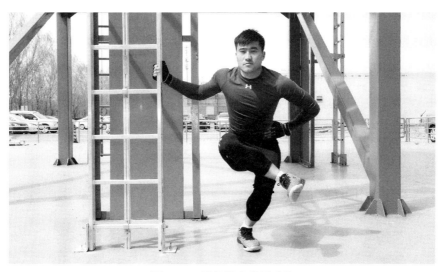

图 2-18　臀部肌肉放松动作

第五节：大腿前侧肌肉放松运动

动作要求：左腿站立，右手抓住右脚，向后做伸髋姿势，持续 5～8 秒。换另一侧，同样的动作做 2～3 次。见图 2-19。

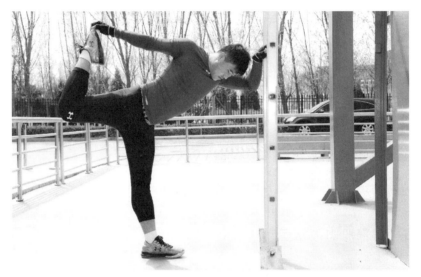

图 2-19 大腿前侧肌肉放松动作

第六节：小腿肌肉放松运动

动作要求：双手扶在把杆上，身体前倾，右脚放在左侧小腿上，微屈膝，脚后跟抬起。换另一侧，同样的动作做 2～3 次。见图 2-20。

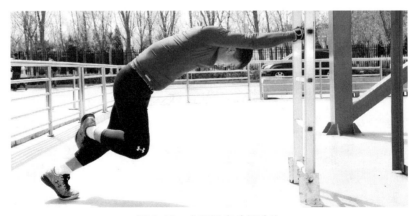

图 2-20 小腿肌肉放松动作

以上动作记住了吗？千万别轻视这前后两分钟，它能让身体迅速得到准备和放松，减少肌肉劳损，坚持更有效。

三、"风电郎"之专项损伤部位康复及预防策略

下面我们将针对几个重点易损伤部位为大家提供损伤康复及预防策略，具体包括腰部、膝关节、颈椎、肩部和上背部等。

（一）腰部常见损伤

风电行业员工的腰部损伤和不适在所有部位损伤中所占的比例是最大的，并且以慢性损伤所造成的不适居多。造成损伤的原因常常是由于他们在工作或生活中腰部长期负重，使腰椎的一侧过度受力而造成椎间盘突出，或使腰部肌肉、韧带都处于紧张状态，形成长期积累性劳损，以及腰部肌肉和韧带组织缺血、代谢障碍和慢性撕裂，从而形成炎症而导致慢性的腰痛。

1. 腰椎间盘突出的体能康复与预防训练策略

风电一线员工的腰椎间盘突出，通常是在姿势不佳的情况下，承重或长时间弯腰后猛然伸腰等造成的。例如，现场工作人员在乘车去往风电现场的途中长时间保持"弯腰驼背"姿势，使腰椎的一侧长时间承受身体的重量。在风机中工作的员工如果长时间弯腰工作后突然伸腰，造成轻度损伤后不重视，久而久之就很容易造成腰椎的退变和慢性损伤。

（1）急性疼痛期策略

处于急性疼痛期的人应保证卧床休息，及时去医院进行专门的诊断和治疗，听取医生的建议。卧床期间，可在无痛的情况下逐渐进行一些四肢的屈伸活动。疼痛减轻后，可逐步下床进行走动和站立活动。由于坐立比站立位对椎间盘压力大，所以在疼痛期应少坐。

（2）缓解期的体能康复训练与预防策略

通过医学治疗使疼痛基本缓解后，应该注意生活和工作中的正确姿势和体位，尽量避免腰部承受过多的压力。在此期间，建议进行腰部屈伸等肌肉训练，逐渐增强腰椎三维部位的肌肉力量，增加胸椎灵活度，从而增加腰椎的稳定性。

（3）注意生活和工作中的正确姿势和习惯

以下内容和要求是在保健预防和康复阶段应遵循的，在生活和工作中，坐时应该避免弯腰驼背，正确姿势见图 2-21。平时，在保持坐立位 30 ~ 60 分钟后应该起身活动腰部，适度进行一些腰部后伸动作，避免久坐，见图 2-22。

站立位时，为了避免腰肌劳损，要昂首挺胸，腰部正常前凸，不可弯腰驼背，见图 2-23。

在工作和生活中，搬东西时，应该注意正确的动作姿势，见图 2-24。要求在不弯腰的情况下，双脚分开，身体靠近重物，屈髋屈膝至与重物高度相同，抱住重物至靠近身体，缓慢伸髋伸膝抬起重物。转身时，要靠移动脚来缓慢进行。

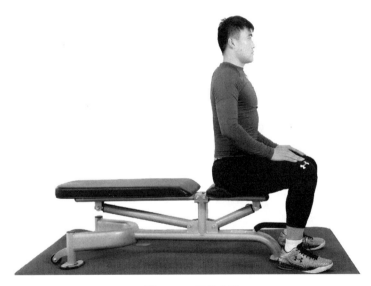

图 2-21　正确坐姿

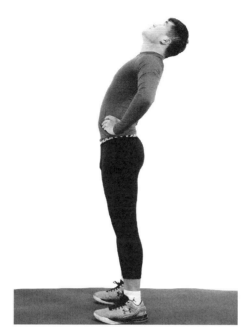

图 2-22　腰部后伸动作

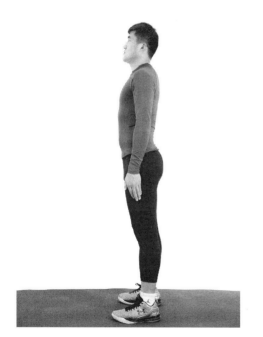

图 2-23　正确站姿

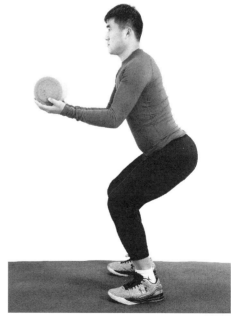

图 2-24　搬东西动作

（4）坚持体能康复训练与预防保健

在此期间，应该进行增加腰椎稳定性的力量训练和胸椎、髋关节灵活性的练习，同时注重加强神经肌肉控制的训练。员工可在无疼痛的情况下，按照以下顺序的动作和要求进行体能康复训练。

练习一：俯撑腰腹部运动

动作要求：俯撑双手、膝盖，双脚分开与肩同宽，见图2-25。在缓慢、均匀地深吸气的同时，尽力向上拱背向上到极限，见图2-26。然后，在缓慢、均

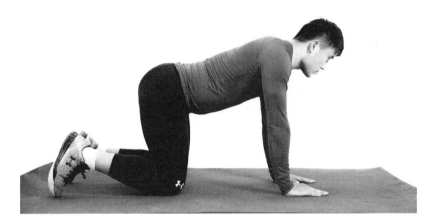

图 2-25　俯撑腰腹动作

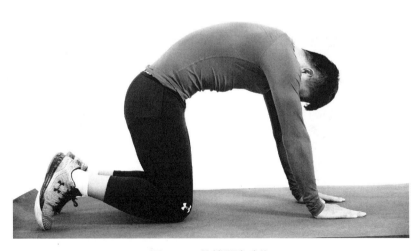

图 2-26　俯撑腰腹动作

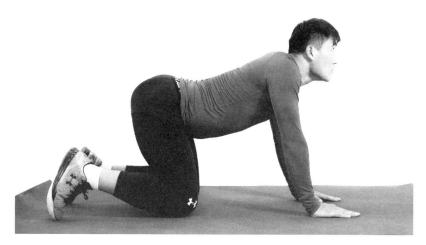

图 2-27　俯撑腰腹动作

匀地深呼气的同时，腰背尽力向下运动，直至完全呼气，见图 2-27。依次重复，此动作要做 8～10 次左右。

注意：在练习过程中，应始终保持肩部、髋部的稳定。

练习二：俯撑躯干稳定练习组合

动作要求：双手双膝俯撑，首先匀速地进行交替的单腿蹬伸练习。单腿在伸直体位时保持 2 秒，见图 2-28，双腿交替进行练习 10 次左右。然后，进行对侧的手臂和腿的屈伸练习。当手臂和腿伸直时，保持 2 秒，见图 2-29；同时，再

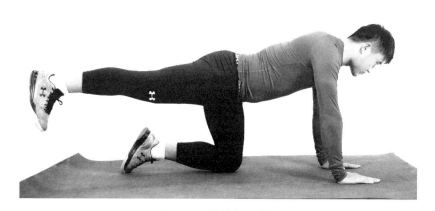

图 2-28　俯撑躯干动作

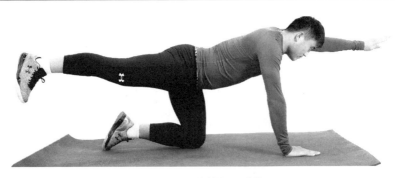

图 2-29　俯撑躺干动作

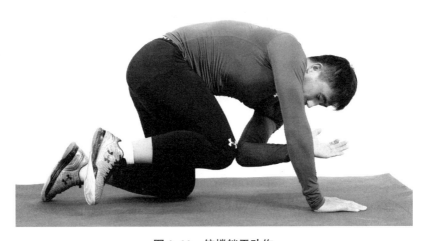

图 2-30　俯撑躺干动作

屈至肘部和膝盖相触，两侧肢体交替进行练习，见图 2-30。

注意：在整个练习过程中，始终要在保持头、肩部、躯干、骨盆成一条直线的稳定状态下进行，尽量避免旋转动作。

练习三：骨盆姿态控制练习

动作要求：保持髋、膝微屈，挺胸直背的稳定姿态，双手固定在骨盆两侧，匀速做骨盆的前倾（见图 2-31）、后倾（见图 2-32）、右倾（见图 2-33）和左倾（见图 2-34）练习。持续 2 ~ 3 分钟。

注意：始终保持躯干和下肢的稳定，在无疼痛的情况下，通过神经肌肉控制骨盆。

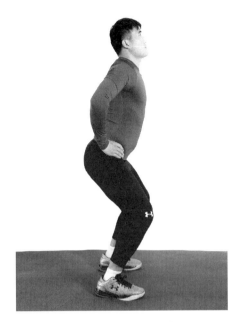

图 2-31　骨盆前倾动作

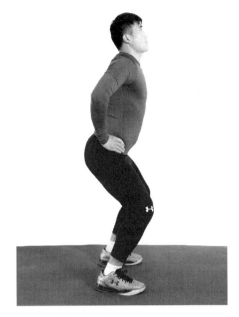

图 2-32　骨盆后倾动作

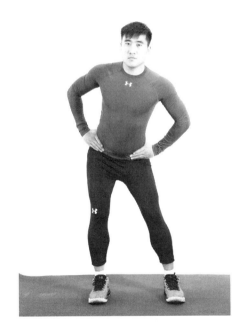

图 2-33　骨盆右倾动作

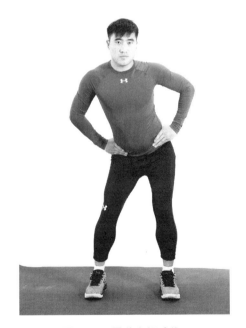

图 2-34　骨盆左倾动作

练习四：臀桥练习组合

动作要求：仰卧位，双腿屈膝约 90°，脚尖勾起支撑，见图 2-35。向上顶髋，使肩、躯干、膝盖成一条直线，见图 2-36，静态保持 30 秒左右（时间可根据个人情况增减）。然后，匀速进行动态地屈伸髋关节，练习 12 次左右。有能力者可进行难度更大的练习，如静态和动态的单腿支撑的臀桥练习，见图 2-37，每条腿练习 8 次左右。接下来，进行侧卧臀中肌弹力环抗阻训练，见图 2-38 和图 2-39。匀速抗阻展开至最大幅度后保持 3 秒，每侧 10 次（次数可根据个人情况增减）。

练习五：俯卧腰背肌组合

动作要求：俯卧位，头在中立位，双臂成"W"状置于体侧，脚跟并拢夹紧，见图 2-40。然后，匀速地做躯干后伸动作并在最高点保持 3 秒左右，见图 2-41。

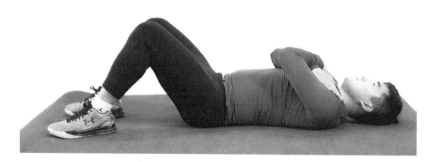

图 2-35　臀桥练习动作

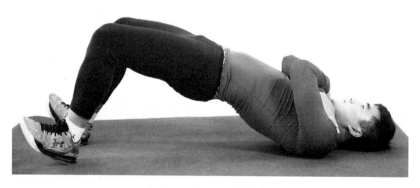

图 2-36　臀桥练习动作

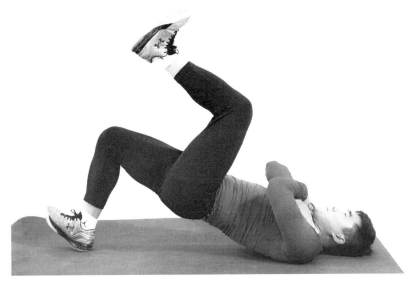

图 2-37　臂桥练习动作

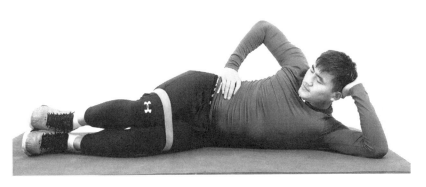

图 2-38　臂桥练习动作

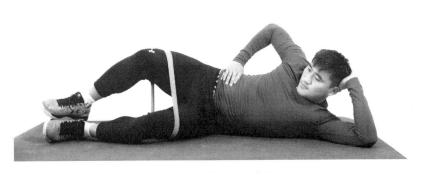

图 2-39　臂桥练习动作

要求躯干在后伸时，应以两侧肩胛骨向后回缩带动躯干后伸，同时臀肌和脚跟也发力夹紧，练习 10 次左右，再进行对侧肢体的后伸练习。对侧的手臂和腿同时抬起，见图 2-42，练习两侧交替进行，每侧 8 次（所有练习次数可根据个人情况增减）。

注意：在所有练习过程中，手臂和腿都保持伸直状态（除了手臂做 "W" 型）。

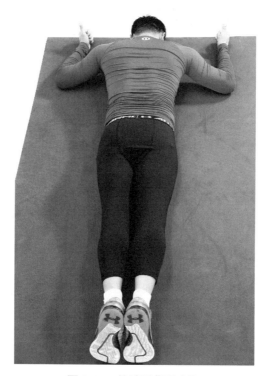

图 2-40　俯卧腰背肌动作

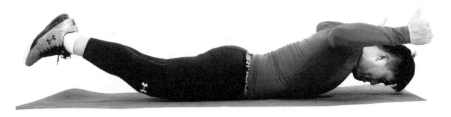

图 2-41　俯卧腰背肌动作

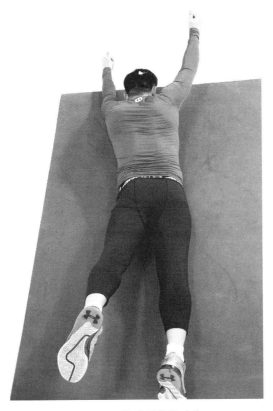

图 2-42　俯卧腰背肌动作

练习六：腹肌练习组合

动作要求：将手指置于腰椎下两侧，在腰部稳定并保持对手指的压力的状态下，进行双腿交替蹬伸练习、屈髋卷腹练习，见图 2-43。要求始终保持髋关节、膝关节角度均为 90°，见图 2-44 和图 2-45。对侧卷腹，要求对侧卷腹起来后肘部和膝盖相触保持 3 秒，见图 2-46。

注意：在练习中，始终保持臀部和腰部稳定无移动，始终压在垫子上，注意力集中在腹肌发力上，动作匀速进行，不可依靠惯性。

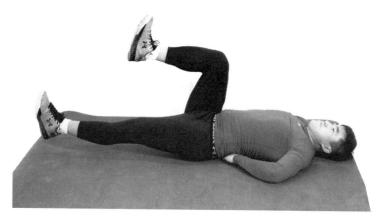

图 2-43　腹肌练习动作

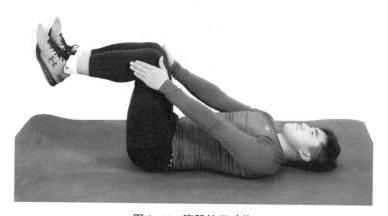

图 2-44　腹肌练习动作

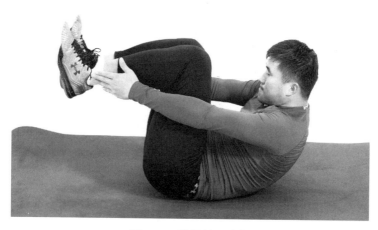

图 2-45　腹肌练习动作

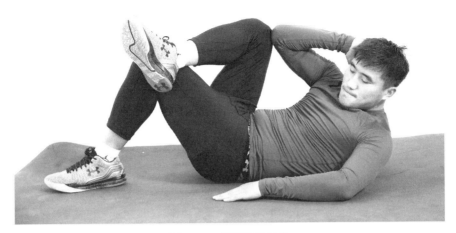

图 2-46　腹肌练习动作

练习七：侧桥练习组合

动作要求：身体侧卧肘撑，头、肩部、躯干、膝盖、脚成一条直线，静态保持 15 秒，见图 2-47 和图 2-48，两侧交替练习。休息 30 秒后，匀速进行动态侧桥练习。在静态侧桥基础上，进行动态的侧向顶髋和下落，每侧练习 10 次左右。

注意：在练习过程中，要保证身体的整体始终在一个平面内。

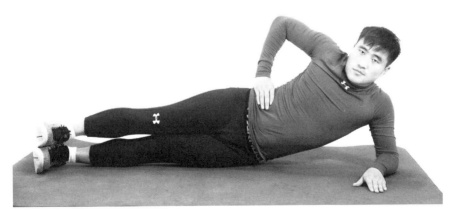

图 2-47　侧桥练习动作

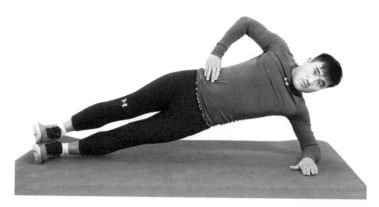

图 2-48 侧桥练习动作

本部分以上所有练习可循环进行，按以上顺序练习一遍为一组。刚恢复者可根据自身状态在无痛的情况下，练习 2～3 组；恢复程度好的，可根据情况练习 3～4 组；而以预防保健为目的的，可以选择这些练习进行锻炼，增加难度和训练量，每组的练习次数可适当增减。

练习八：灵活性练习与放松拉伸

动作要求：图 2-49 和图 2-50 所示为胸椎灵活性练习，要求在双臂和两侧肩部始终贴住地面，交替向两侧缓慢转髋至最大幅度。图 2-51、图 2-52、图 2-53 和图 2-54 所示为髋部和腰部的放松拉伸动作，要求缓慢逐渐拉伸至最大幅度并保持 15～30 秒，不可用力过猛，配合均匀的深呼吸。

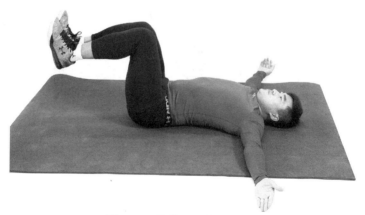

图 2-49 胸椎灵活性练习动作

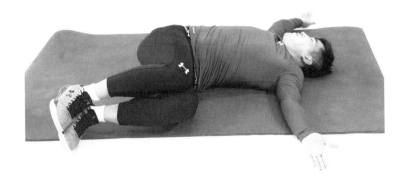

图 2-50　胸椎灵活性练习动作

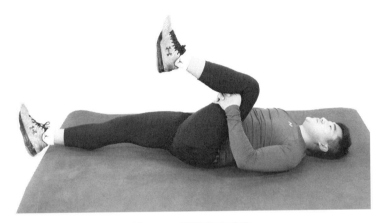

图 2-51　髋部拉伸动作

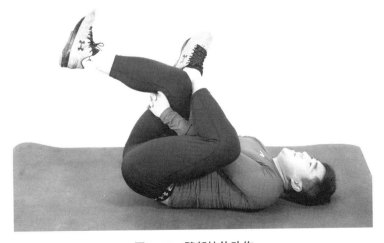

图 2-52　髋部拉伸动作

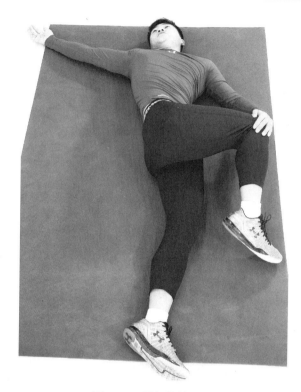

图 2-53　腰部拉伸动作

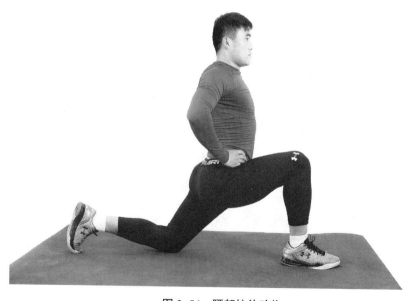

图 2-54　腰部拉伸动作

1. 腰部肌肉损伤的体能康复与预防保健

（1）急性腰扭伤

腰扭伤后，应立即卧床休息。腰后垫一个小枕，疼痛减轻后才能下床活动，但不能使疼痛加重。伤后 1 ~ 2 天进行冷敷，3 ~ 4 天后开始进行理疗，如热敷、超声波等。疼痛减轻后，可在无痛的情况下循序渐进地进行一定的康复训练。为了达到预防保健的目的，可以在这些康复训练的基础上增加各种训练的难度和训练量。

（2）腰部肌肉损伤的体能康复与预防保健训练

体能康复训练应该在无痛的情况下进行，预防保健的练习可以选择腰椎间盘突出和腰部肌肉损伤的所有体能康复组合练习。应根据个人能力，在体能康复训练的基础上增加练习的难度和训练量。

以下是针对腰部肌肉损伤和不适的康复伸展练习，见图 2-55 至图 2-60。腰背部肌力训练应该选择腰椎间盘突出的康复练习部分的腰背部肌力训练。此外，腰椎间盘突出康复练习部分的伸展练习，也适用于腰部肌肉损伤和不适的康复和预防保健。练习要求基本相同，都应在无疼痛原则下循序渐进地练习。

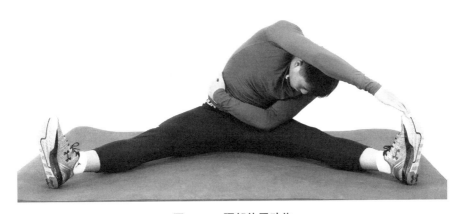

图 2-55　腰部伸展动作

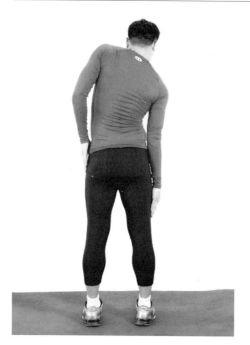

图 2-56 腰部伸展动作

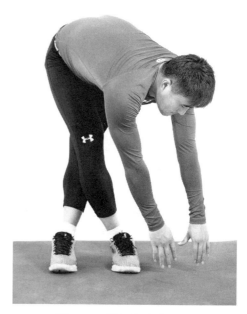

图 2-57 腰部伸展动作

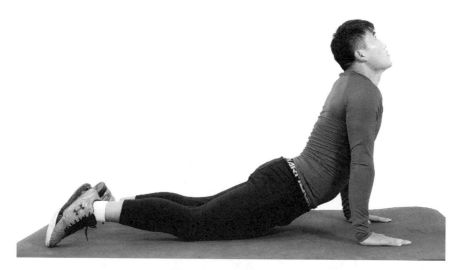

图 2-58 腰部伸展动作

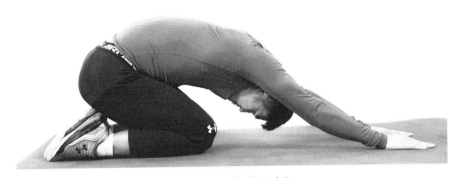

图 2-59　腰部伸展动作

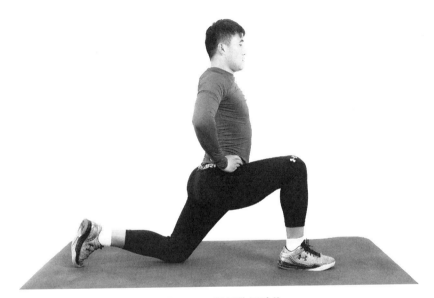

图 2-60　腰部伸展动作

（二）膝关节部位常见损伤的体能康复与预防保健小策略

　　由于风电行业的工人通常需要爬风机作业，作业过程中需要长时间保持膝关节压力过大的体位。例如，在维修和检查风机时，长时间以一个不合理的姿势蹲着或跪着，很容易造成膝关节周围肌肉过度紧张，长时间工作则容易使身体形成劳损和炎症。

1. 常见膝关节损伤和不适的体能康复训练与预防保健

应注意工作和生活中的正确姿势和习惯。工人在生活和工作中，下蹲是很常见的动作模式。正确的下蹲习惯可以预防关节损伤，也是伤后康复过程中应该遵循的。正确的下蹲应该是全脚掌着地，膝盖不过度前顶，并且与脚尖方向一致。正确的半蹲姿势见图 2-61，全蹲姿势见图 2-62。在生活和工作中，应养成正确的习惯来预防损伤，保持下蹲姿势不宜过久。在爬风机和下蹲结束后，或在进行膝关节康复训练和预防保健训练后，都应该进行恢复性肌筋膜梳理和肌肉放松拉伸，见图 2-63 至图 2-72。

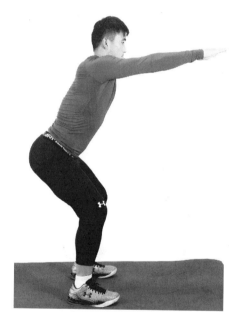

图 2-61　正确的半蹲姿势

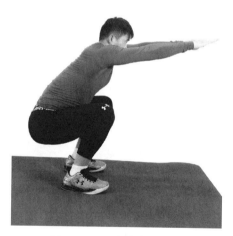

图 2-62　正确的全蹲姿势

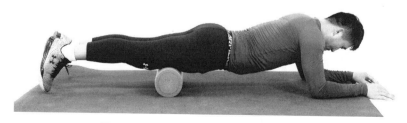

图 2-63　大腿前侧泡沫轴滚动肌筋膜梳理

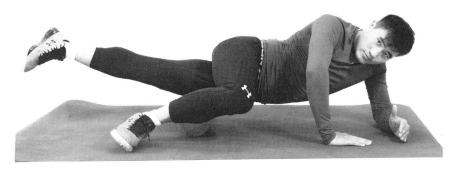

图 2-64　大腿外侧泡沫轴滚动肌筋膜梳理

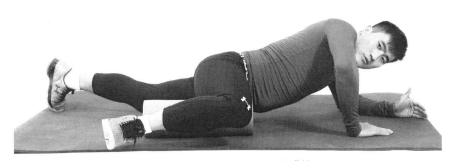

图 2-65　大腿内侧泡沫轴肌筋膜梳理

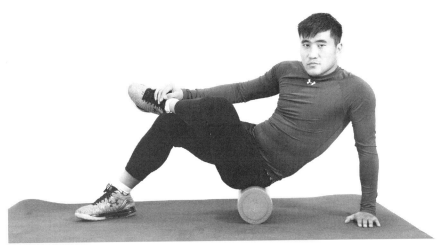

图 2-66　臀部泡沫轴滚动肌筋膜梳理

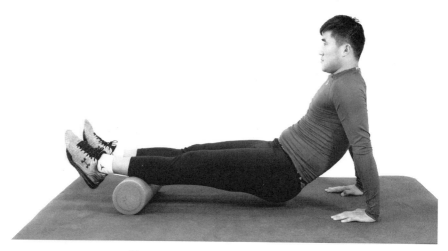

图 2-67　小腿泡沫轴滚动肌筋膜梳理

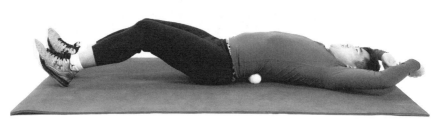

图 2-68　腰部肌肉酸痛点网球刺激

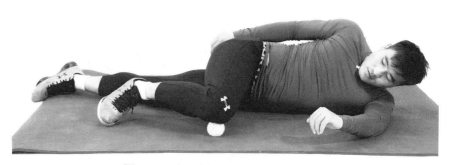

图 2-69　大腿内侧末端酸痛点网球刺激

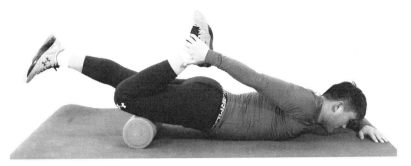

图 2-70 大腿前侧肌肉放松拉伸

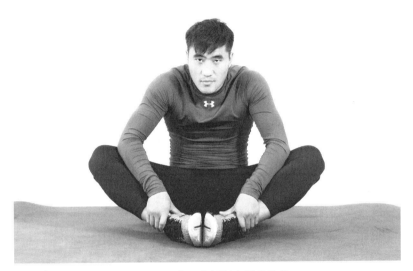

图 2-71 大腿内侧肌肉放松拉伸

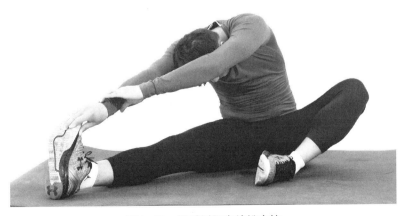

图 2-72 腿后侧肌肉放松牵拉

（三）颈部损伤康复及预防小策略

1. 颈部损伤康复小策略

（1）力学调整

后仰伸展＋左右微转，见图 2-73 至图 2-74。

动作要求：坐姿后躺，颈部伸展到最大幅度 1～3 秒；然后，向左旋转，保持 1～3 秒；再向右旋转，保持 1～3 秒。

练习组数：每次做 2～3 组，每组练习 2～4 次。

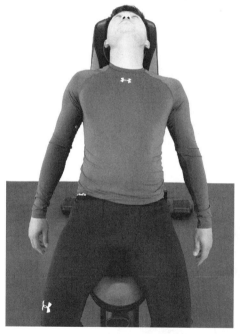
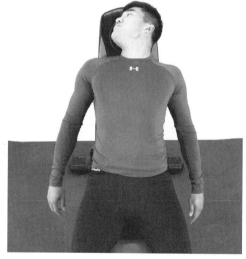

图 2-73　颈部后仰伸展动作　　　图 2-74　颈部左右微转动作

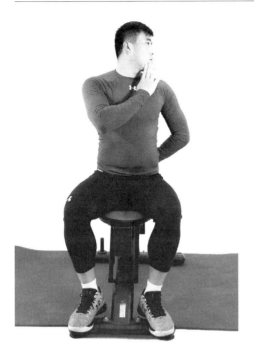
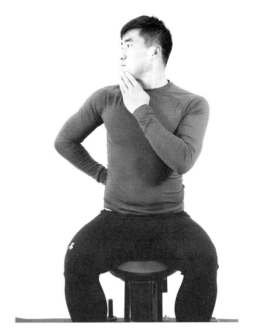

图 2-75　颈部左旋转动作　　　　　　　图 2-76　颈部右旋转动作

（2）颈部肌肉牵拉放松

① 左右旋转牵拉放松，见图 2-75 、图 2-76。

动作要求：坐立，躯干保持正直，右手放在下颌右侧，缓慢用力至最大幅度保持 2~3 秒，然后换左侧。

练习组数：每次做 2~3 组，每组练习 2~4 次。

② 左右侧偏牵拉放松，见图 2-77、图 2-78。

动作要求：坐立，躯干保持正直，右手放在头上部，左手放在背部，向右侧缓慢用力至最大幅度保持 2~3 秒，然后换左侧。

练习组数：每次做 2~3 组，每组练习 2~4 次。头前屈牵拉放松，见图 2-79、图 2-80。

练习组数：每次做 2~3 组，每组练习 2~4 次。

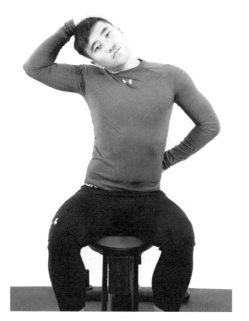

图 2-77 颈部右牵拉动作

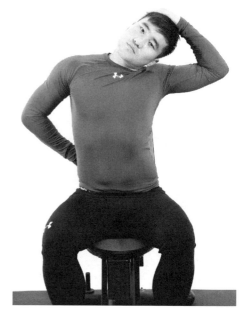

图 2-78 颈部左牵拉动作

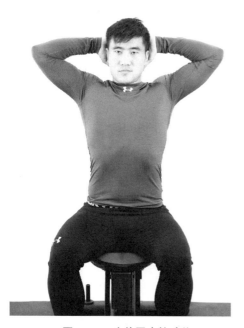

图 2-79 头前屈牵拉动作

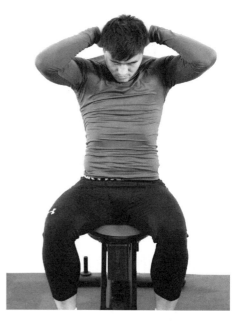

图 2-80 头前屈牵拉动作

（3）胸椎伸展放松

① 扩胸伸展，见图 2-81、图 2-82。

动作要求：站立，屈身含胸收腹，然后张开手臂伸展扩胸。

练习组数：每次做 2～3 组，每组练习 2～4 次。

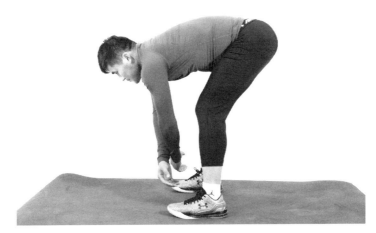

图 2-81　扩胸伸展动作

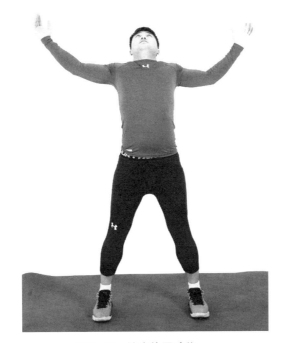

图 2-82　扩胸伸展动作

② 胸椎旋转伸展，见图2-83。

动作要求：坐立，左腿放在右腿上，右手肘部放在左膝内侧固定左腿保持不动，然后身体向左转至最大幅度3～5秒，再换另一侧。

练习组数：每次做2～3组，每组练习6～8次。

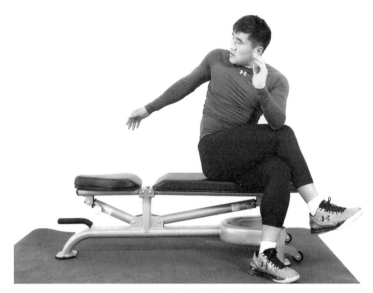

图2-83 胸椎旋转伸展动作

2. 颈部损伤预防小策略

（1）"米"字颈部保健操

站立或坐立，挺胸抬头，闭眼，以下颌为"笔头"写米字，写三个"米"字为一组，做2～3组。

（2）肌肉力量练习

① 收下颌，头后移练习（坐位或站位），见图2-84、图2-85。

动作要求：站姿，收腹挺胸，右手或左手放在下颌处收下颌。头向后移动，然后恢复到起始姿势。

练习组数：每次做2～3组，每组练习6～8次。

② 扩胸后背肌练习，见图2-86、图2-87。

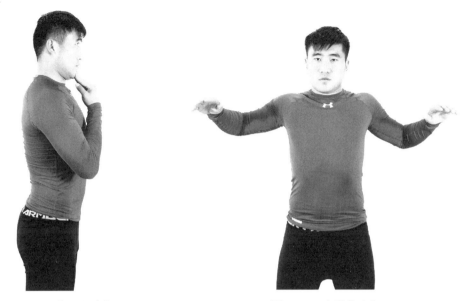

图 2-84 收下颌动作　　　　　　　　图 2-85 头后移动作

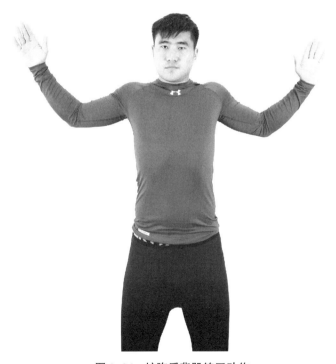

图 2-86 扩胸后背肌练习动作

动作要求：站立，屈肘 90° 向后扩胸，然后外旋继续扩胸，肩胛骨后缩夹紧。

练习组数：每次做 2 ~ 3 组，每组练习 6 ~ 8 次。

（四）肩部损伤康复及预防小策略

1. 肩部损伤康复小策略

（1）俯卧水平外展（见图 2-87、图 2-88）

动作要求：练习者俯卧于训练床上，假如没有专业训练床也没有关系，可以用凳子拼一个也行。手臂下垂，手臂外旋。保持肘关节伸直和拇指向外，抬起手臂向外展，直到比平行地面稍低的位置，然后慢慢地回到起始位置。

练习组数：每次做 2 ~ 3 组，每组练习 8 ~ 12 个。

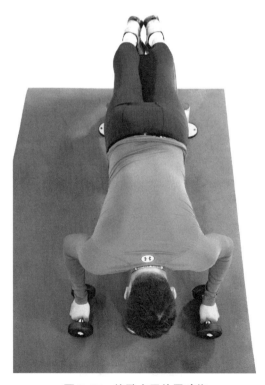

图 2-87　俯卧水平外展动作

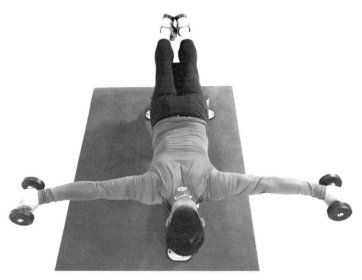

图 2-88 俯卧水平外展动作

（2）俯卧外旋（见图 2-89、图 2-90）

动作要求：锻炼者俯卧，前臂与地面垂直，肘关节屈曲 90°。使拇指朝内指

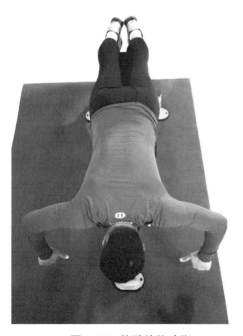

图 2-89 俯卧外旋动作

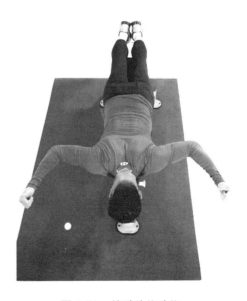

图 2-90 俯卧外旋动作

向身体。向上抬起手臂，直到上臂与地面平行。然后，慢慢地放下手臂，放松肩胛骨肌群回到起始位。

练习组数：每次做 2～3 组，每组练习 8～12 个。

（3）站位内旋（见图 2-91、图 2-92）

动作要求：前臂与地面垂直，肘关节屈 90°，并与整个练习过程保持这个姿势。前臂内旋牵拉弹力带，直到前臂与地面平行，然后慢慢地回到起始位置。

练习组数：每次做 2～3 组，每组练习 8～12 个。

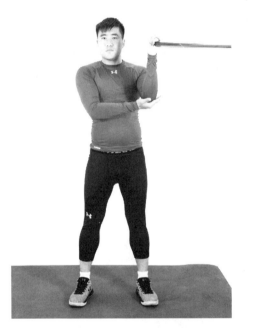 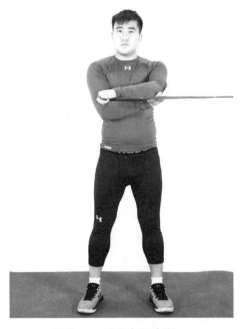

图 2-91　站位内旋动作　　　　　　　图 2-92　站位内旋动作

（4）肩胛骨内收位外旋（见图 2-93、图 2-94）

动作要求：自然站立，肘关节屈 90°，双手掌心向上握住弹力带。肩关节在中立位使双手放于体前，前臂外旋，牵拉弹力带，至最大活动量，然后回到起始位置。

练习组数：每次做 2～3 组，每组练习 8～12 个。

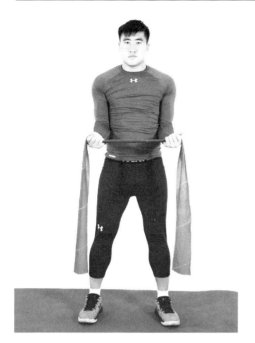

图 2-93　肩胛骨内收位外旋动作

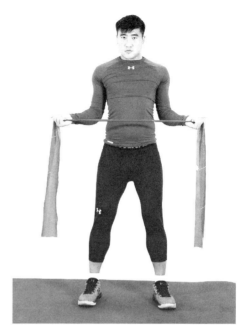

图 2-94　肩胛骨内收位外旋动作

（5）前锯肌推（见图 2-95、图 2-96）

动作要求：练习者呈仰卧位，肩关节屈90°，手里拿一个 2～3 公斤的药球或重物。肘关节伸展并在练习过程中保持不动，通过外展肩胛骨向上推球，然后回到起始位。

练习组数：每次做 2～3 组，每组练习 8～12 个。

（6）博苏球支撑练习（见图 2-97）

动作要求：练习者呈俯卧支撑位，把手放在博苏球两边（用篮球替代也可以），保持平衡，肩部充分推起，在这个位置上时，开始让球顺时针和逆时针方向旋转。（如果用篮球，建议注意安全，篮球中的气不要太充足。）

练习组数：每次做 2～3 组，每组顺时针和逆时针各两圈。

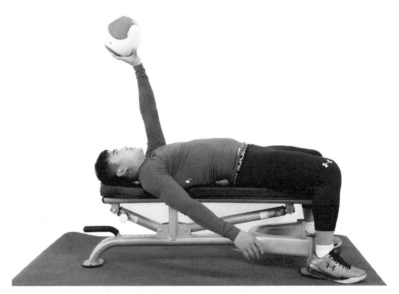

图 2-95　前锯肌推动作

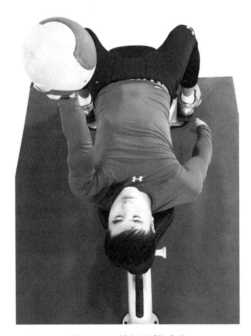

图 2-96　前锯肌推动作

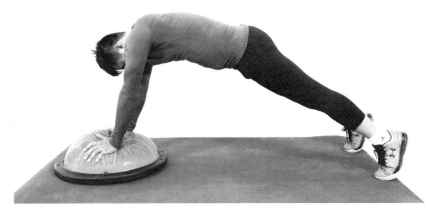

图 2-97 博苏球支撑练习动作

2. 肩部损伤预防小策略

（1）实心球上俯卧撑（见图 2-98、图 2-99）

动作要求：双手置于实心球上，支撑身体。两腿向身体后方伸展，依靠双手和两个脚尖保持平衡，保持头、颈、后背、臀部与双腿在一条直线上。用手臂肌肉做支撑、恢复练习。

练习组数：每次做 2～3 组，每组练习 8～12 个。

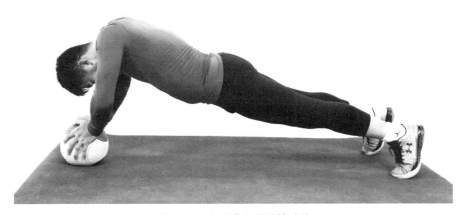

图 2-98 实心球上俯卧撑动作

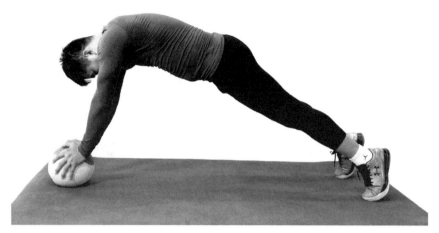

图 2-99　实心球上俯卧撑动作

（2）双杠臂屈伸（见图 2-100、图 2-101）

动作要求：练习者双臂支撑在双杠上，缓慢下降，至肘关节成 90°，然后撑起至支撑位。

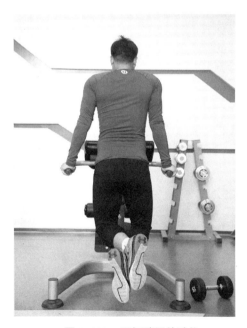

图 2-100　双杠臂屈伸动作

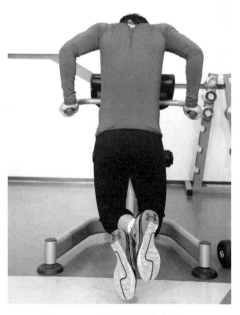

图 2-101　双杠臂屈伸动作

（3）杠铃划船（见图 2-102、图 2-103）

动作要求：练习者呈半蹲位，躯干挺直，斜向前方，将杠铃杆引致小腿前端。再以背阔肌收缩的力量，屈肘将杠铃杆提至胸部。然后，还原、呼气。在还原过程中，需要用背阔肌的控制力将杠铃原路慢速放下，直至臂、肩完全放松，背阔肌充分伸展。

练习组数：每次做 2～3 组，每组练习 8～12 个。

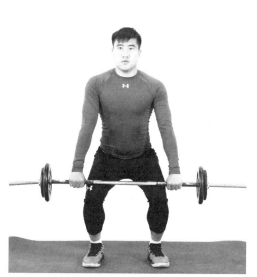

图 2-102 杠铃划船动作

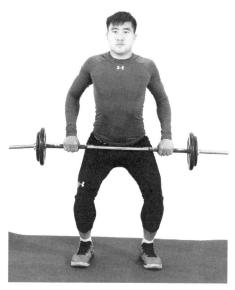

图 2-103 杠铃划船动作

（4）俯卧位"Y"姿势（见图 2-104）

俯卧位"T"姿势，见图 2-105。俯卧位"W"姿势，见图 2-106。

动作要求：练习者取俯卧位，双手与地面垂直，然后做前举背。

伸动作，手臂与身体呈"Y""T""W"姿势。

练习组数：每次做 2～3 组，每组练习 8～12 个。

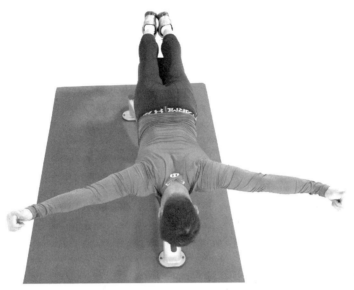

图 2-104　俯卧位"Y"姿势

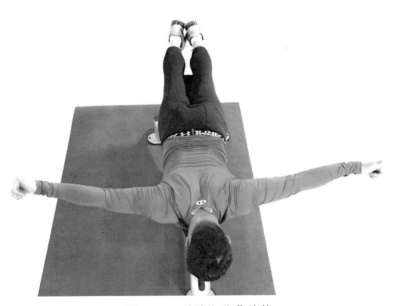

图 2-105　俯卧位"T"姿势

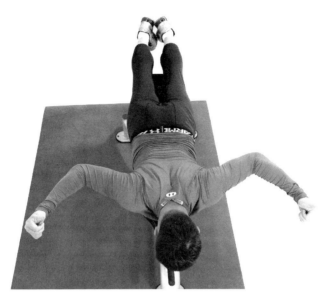

图 2-106　俯卧位 "W" 姿势

四、"风电郎"之体能整体康复训练与预防保健

受伤后的人应该在无疼痛的情况下，循序渐进地进行以下体能康复训练。此外，还应该根据人体运动链的特点，选择腰椎间盘突出康复训练部分中的臀部肌肉练习和腹背部肌力练习进行锻炼。而以预防保健为目的员工应选择膝关节的体能康复相同练习动作进行锻炼，并在此基础上适当增加难度和训练量，如增加负重和练习次数。

图 2-107 至图 2-110 中的徒手弓步蹲起的练习，要求始终保持身体稳定于中立位，每侧匀速练习 10 次左右。单腿多方向伸够标志物和单腿支撑手多方向伸够标志物的练习，要求单腿支撑并始终保持身体稳定，另一只脚或手指依次伸够四个标志物，直至支撑腿感到非常疲劳。疲劳程度根据自身情况把握，所有练习应在身体无疼痛的情况下进行。

图 2-111 至图 2-116 中的弹力环（这里的弹力环其实就是皮筋，建议可以寻找皮筋类物品，在保证安全的情况下进行。）抗阻侧向滑步练习，要求躯干挺直，

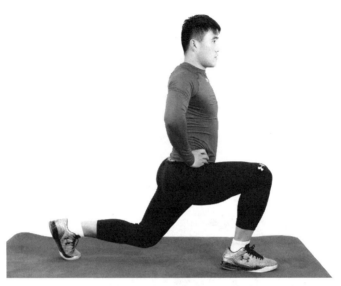

图 2-107　徒手弓步蹲起开始动作

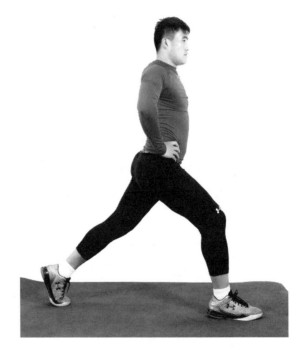

图 2-108　徒手弓步蹲起结束动作

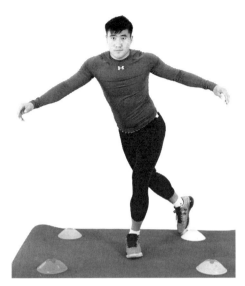

图 2-109　单腿多方向伸够标志物

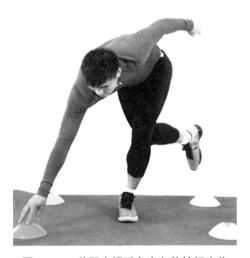

图 2-110　单腿支撑手多方向伸够标志物

屈膝屈髋，保持重心平稳，每一侧匀速侧向滑步 10 米左右。负重半蹲练习要求所举的重物尽量靠近身体，躯干保持中立位。在下蹲的过程中，膝盖不要超过脚尖的平面且不能内扣，匀速练习 12 次左右，重物重量 15～25 公斤，次数和重量可根据个人状况进行适当调整。

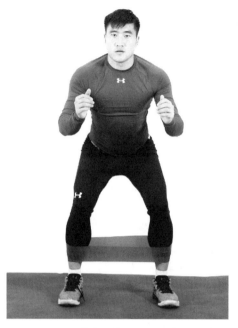

图 2-111　弹力环抗阻侧向滑步开始动作

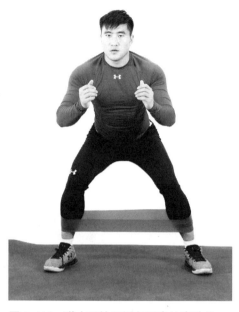

图 2-112　弹力环抗阻侧向滑步结束动作

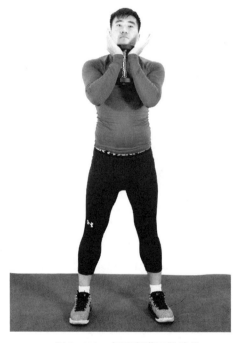

图 2-113　负重半蹲开始动作

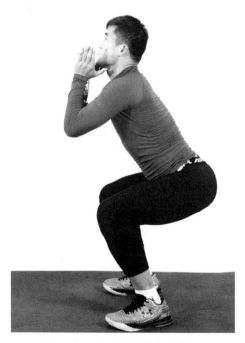

图 2-114　负重半蹲结束动作

图 2-115 至图 2-118 中的负重弓步蹲起练习，要求始终保持身体稳定在中立位，注意练习中的膝关节角度，结束动作为 90°，每侧匀速练习 8～10 次。负重侧弓步蹲起要求身体稳定在中立位，下蹲时膝盖不能超过脚尖平面，并且与脚尖方向一致，不可有内扣等动作，每侧进行 8～10 次的练习，重物重量为 15～20公斤。所有重物的重量和练习次数都可以根据个人状况进行适当调整，训练中应避免出现疼痛状况。

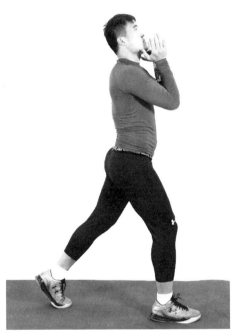

图 2-115 负重弓步蹲起开始动作

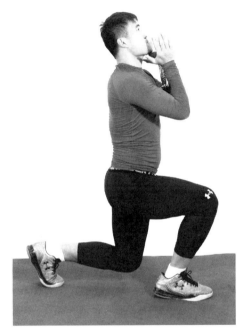

图 2-116 负重弓步蹲起结束动作

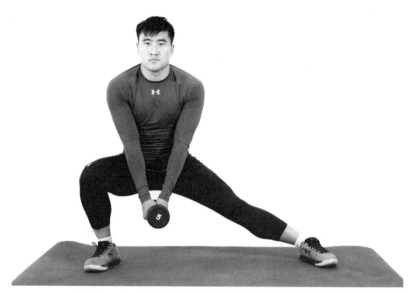

图 2-117　直臂负重侧弓步蹲起

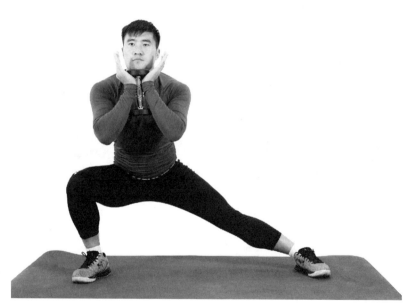

图 2-118　胸前负重侧弓步蹲起

五、风电行业常见急性运动损伤的处理

风电一线员工长时间与风机打交道，难免发生磕碰。通过对实地考察和现场调查的结果分析，风电行业现场工作人员在工作中容易受到的损伤主要有以下六种：急性运动损伤、肌肉拉伤、肌肉挫伤、腰扭伤、骨折和肌肉筋挛等。

一般的运动损伤的急性处理遵从的是 PRICE 原则：P（protection）保护，停止活动并保护受伤部位；R（rest）休息，立即制动休息；I（ice）冰敷，伤后即刻进行冰敷。冬季用自来水或夏季用冰水进行每次 15 分钟的冰敷，每次冰敷之间间隔为 1 小时左右，伤后 48 小时的急性期都应该采用冰敷，切不可热敷；C（compression）加压包扎，伤后即刻对受伤部位进行合理的加压包扎，包扎不可使受伤肢体产生麻木感；E（elevation）抬高伤肢，伤后立即抬高伤侧肢体，抬高至稍高于心脏水平。

1. 腰扭伤急性处理

腰扭伤在工作和生活中是较易发生的运动损伤之一，一般是由于在工作前没有对腰部肌肉进行一定的热身激活，工作中突然发力或者注意力不集中时的突然发力导致腰部的肌肉过度牵拉而受伤并出现疼痛。

风电一线员工在发生腰扭伤后，要立即停止工作和活动，应躺在一个平坦且硬度适中的平面上休息。等疼痛消失或减轻后，再循序渐进地进行活动。腰下面可以垫一个薄软枕，疼痛严重者须拨打医院急救电话进行救治。

2. 肌肉拉伤急性处理

风电行业员工在工作中出现的肌肉拉伤，一般是由于在搬运过重的物体时肌肉猛烈收缩发力，导致肌纤维部分分离或断裂所造成的损伤。

风电一线员工在肌肉拉伤后，应该马上停止工作，对受伤部位进行轻度的抗阻力实验，由他人帮助对其受伤肢体施加轻度的阻力负荷，受伤员工在对抗其阻力过程中出现疼痛的部位就是受伤部位，在进行检查后根据具体情况进行进一步处理。疼痛较轻的，可以先进行冰敷（冬季用自来水浸泡，夏季用冰水进行冰敷），同时进行局部加压包扎和抬高伤侧肢体。当疼痛剧烈或发现明显肌肉断裂时，应该在进行合理的加压包扎后立即送往医院进行治疗，路上注意保护好伤者。

3. 肌肉挫伤急性处理

工人在工作或生活中出现的肌肉挫伤，往往是由于肌肉组织受到了撞击而引起疼痛或运动功能短暂丧失。

在出现了肌肉挫伤后，工人应该立即停止工作或运动。出现皮肤破损后，需要用碘酒或医用酒精对伤口进行消毒，然后用干净的纱布包扎。对于受伤部位出现肿痛的，应该立即冰敷进行止血，防止进一步肿胀，同时将伤侧肢体抬高至高于心脏水平位；严重疼痛时，需要立即送往医院进行检查治疗。

4. 骨折急性处理

骨折一般是在受到了严重的扭伤或摔伤的情况下导致的，如严重的脚踝扭伤或从高处摔倒后肘部骨折等情况。

在严重的扭伤或摔伤后，伤者应该立即停止活动。情况严重的，要让伤者平躺休息，并立即拨打120急救电话。除非有专业人员，否则不可随意包扎和搬动伤者。

5. 肌肉痉挛

肌肉痉挛常出现于在极端气候下工作的员工身上。例如，在高温或寒冷的环境中，长时间作业便容易出现肌肉痉挛，也就是常说的抽筋。

在工人肌肉出现抽筋时，可以反向牵拉痉挛的肌肉，缓慢均匀发力使痉挛中的肌肉拉长，但不可猛然发力而导致肌肉拉伤，并补充一些含有电解质的饮料，待症状缓解后再进行一定的放松按摩。

6.其他

在工作和生活中，一旦出现的损伤涉及头部、脊柱等重要的神经聚集的部位，在进行急性处理时要非常注意。在没有专业人员在场的时候，切不可乱动伤者，应缓慢使其在能保持正常呼吸的同时，立即拨打医院的急救电话。

小　结

以上就是我们为各位"风电郎"们准备的体能预防及康复策略。无论是否受过"伤"，都有适合"风电郎"的小策略，别忘了前面的"第一套全国风电郎广播体操"，健康体魄从每天做广播体操开始。

第三章 管理好我们的"心"

"最后的禁忌，不是性、不是酗酒、不是毒品，而是职业压力。"美国《财富》杂志以这样的观点阐述了现代社会的职业压力对人的损害。心理学家认为，压力是现代人面临的最严重的问题之一。国内外调查均显示，不适当的工作压力不仅损害个体，也会破坏组织健康。在美国，每天都会有一名员工因压力而生病缺勤，而因员工病假或缺勤给企业带来的损失达数百万美元。在英国，由工作压力导致的代价高达国民生产总值的 1%。据国内业界人士的初步估计，中国每年因职业压力而带来的损失至少为上亿元人民币。由此可见，企业员工的压力和情绪问题已成为 21 世纪企业管理中最迫切解决的课题之一，而压力管理的实质就是要管理好自己的"心"。

风电行业作为新能源产业中的代表，随着全球风电行业的剧烈竞争，以及国家对新能源产业的关注和需求，风电行业必将面临更多的考验和挑战。而作为奋战在风电行业第一线的风电现场员工，在迎接前所未有的发展机遇的同时，也关注自己心灵的成长，这与如何巧妙地化解职业压力息息相关。从这个角度讲，风电现场员工的心理抗压能力将直接影响风电员工自身的发展，也将影响风电行业的竞争力和可持续性发展。因此，面对挑战和机遇，我们将从关怀风电一线员工出发，为员工个人和企业筑起最坚实的"心墙"，帮助员工"快乐工作、幸福生活"，提升风电人的幸福感！

一、风电现场员工心理状况报告

为了加强风电行业员工心理管理，了解风电现场员工的心理状况，分析风电现场员工的压力来源及其形成的原因，以提出针对性和可行性的应对方法和改善策略，我们对风电行业现场员工开展了分层随机抽样访谈，以及风电现场员工心理健康问卷调查，并在此基础上参照全国员工总体水平对风电现场员工进行了专业统计和系统分析，具体调查和分析结果如下。

（一）风电现场员工心理健康状况和典型压力表现

本次调查选取金风科技现场员工作为风电行业现场员工的代表，除去无效问卷，共收回 875 份有效问卷。

1. 风电现场员工心理健康状况分析

《风电现场员工心理健康调查》结果显示，与全国总体相比，风电现场员工在个人心理状态方面优于全国总体平均水平。在个人心理状态的八项分指标中，风电员工在心理压力、身体压力、消极情绪、缺乏工作活力、质疑工作价值、抑郁倾向六项指标，均优于全国总体平均水平；仅有压力主观感受一项稍高于全国总体平均水平，见图 3-1。

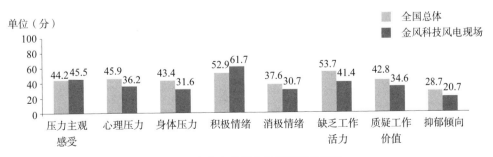

图 3-1 个人心理状态各指标平均得分

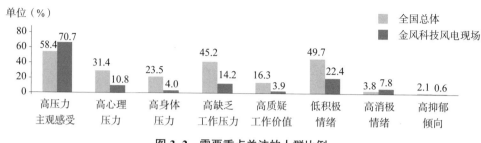

图 3-2　需要重点关注的人群比例

在压力主观感受这一指标中，有 70.7% 的员工出现高压力的主观感受，7.8% 的员工具有高消极情绪，占比高于全国总体占比；其余指标占比均低于全国总体占比，见图 3-2。

2. 风电现场员工的典型压力表现

《风电现场员工心理健康调查》结果显示，压力给风电现场员工的身心、情绪体验和工作态度造成了不同程度的影响。

其中，风电现场员工心理压力主要表现在难以放松、压力大、容易发怒、心力耗尽、快被压垮了等；身体压力主要表现为眼部过劳、睡眠困难、身体疲惫等，见图 3-3。

在情绪方面，压力让风电现场员工较少地体验到欣喜、兴奋和放松等积极情绪，而较多地体验到厌烦、心烦、郁闷、压抑、焦虑和愤怒等消极情绪，见图 3-4。

在工作态度上，"工作中，感到精疲力竭""整体工作感到有压力""下班后，感觉疲惫不堪"等是风电现场员工缺乏工作活力的主要表现。同时，压力让部分风电员工质疑工作价值，主要表现为"对自己的工作缺乏激情""觉得工作没有意义""我对工作的抱怨越来越多"等，见图 3-5。

3. 不同群体风电现场员工的心理健康状态比较分析

《风电现场员工心理健康调查》结果显示，不同群体的风电现场员工心理健康状态各有不同，具体表现为以下四个方面。

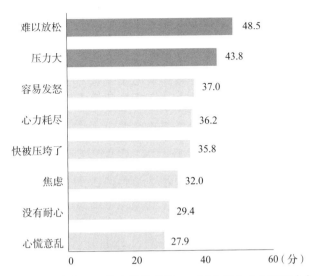

图3-3（1） 员工个人心理状态具体分析——压力得分（心理压力）

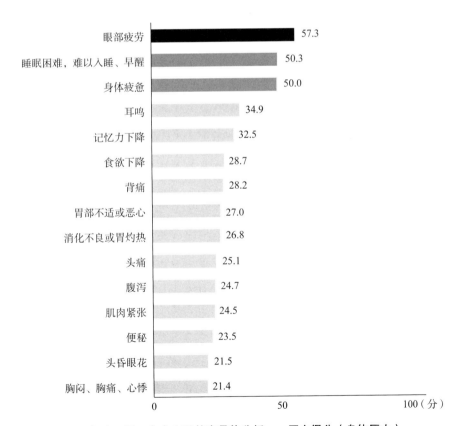

图3-3（2） 员工个人心理状态具体分析——压力得分（身体压力）

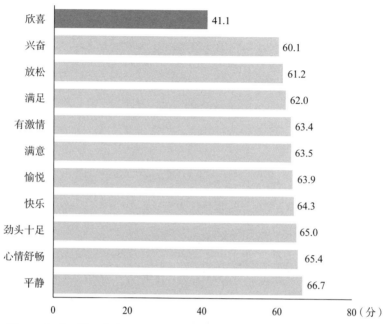

图 3-4（1） 员工个人心理状态具体分析——情绪得分（积极情绪）

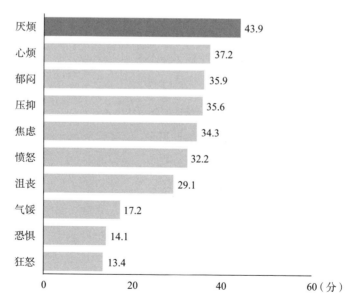

图 3-4（2） 员工个人心理状态具体分析——情绪得分（消极情绪）

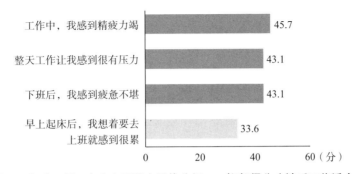

图3-5（1）　员工个人心理状态具体分析——抑郁得分（缺乏工作活力）

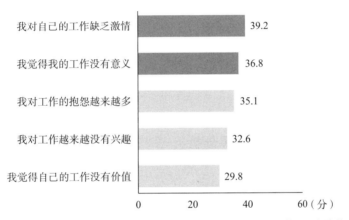

图3-5（2）　员工个人心理状态具体分析——抑郁得分（质疑工作价值）

第一，就工作年限而言，工作5年以上的员工多数状态指标均相对较低，需要重点关注。它主要表现为总体心理状态较低，对各种压力的感受和心理压力、身体压力较大，积极情绪较低，消极情绪较高，对工作的价值较为质疑，抑郁感受较多。而工作1年以内和工作3～5年的员工，多数心理状态指标较优。

第二，就工作内容而言，风机在建及其他类别的员工多数状态指标较差，需要重点关注。它主要表现为风机在建员工总体心理状态较低，对各种压力的感受较大，积极情绪较低；其他员工的身心压力较大，对工作价值较为质疑，抑郁感受较多等。而售后质保的员工多数心理状态指标较优，但消极情绪较高；运维员工也有三项指标较优，但工作活力较低。

第三，就工作地点而言，宁夏地区的员工多数状态指标较低。它主要表现为总体心理状态较低，对各种压力的感受较大，工作活力较低，抑郁感受较多；而华南地区的员工多数心理状态指标较优。

第四，就气候条件而言，小寒环境（–11～–20℃）、酷热环境（高于35℃）和过于潮湿环境下的员工心理状态指标较低，而温暖环境（15～25℃）、半湿润环境下的员工心理状态指标较优。

（二）风电现场员工压力源分析

本次调查在前期风电现场员工访谈研究的基础上，结合员工心理健康调查分析的经验，对风电现场员工的压力源，包括来自工作环境、工作任务、职场晋升、管理制度、领导关系、同事关系、业主沟通、家庭生活八个方面的压力源，共42个指标进行了系统的分析。

1. 风电现场员工总体压力源分析

通过对影响员工个人心理状态、压力主观感受的压力源分析得出：从总体指标上看，能显著影响员工个人心理状态影响的以下九项因素，依次排名如下。

①领导非常重视员工的合理化建议。

②我有便利的渠道向领导表达对工作、公司的意见和建议。

③我所反映的合理化建议，都能得到相应的回应。

④我有清晰的职业发展规划。

⑤来自直接领导会关心我生活上的问题，并尽量提供帮助。

⑥我和我的直接领导沟通顺畅。

⑦同事间互相尊重，相互关心。

⑧我对公司的晋升制度很了解。

⑨工作中遇到困难时，我能得到直接领导的帮助和支持。

也就是说，员工也符合上述指标的描述，如果员工压力的主观感受越低，那么个他个人的心理状态就越好。在上述九项指标中，来自领导关系方面的压力源指标有六项（包括①、②、③、⑤、⑥、⑨）；来自职业晋升方面的压力源指标有两项（包括④、⑧）；来自同事关系方面的压力源指标有一项（即⑦）。由此可见，相较于其他压力源，来自领导关系、职业晋升和同事关系方面的压力源，对风电现场员工的个人心理状态影响较大。

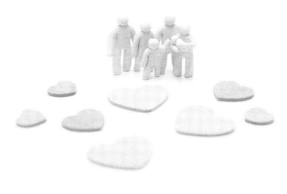

2.不同群体风电现场员工的压力源比较分析

《风电现场员工心理健康调查》结果显示，不同群体的风电现场员工的压力来源有所不同，具体表现如下。

① 就工作年限而言，工作 3～5 年的员工有更多的压力源指标人群占比最高。其中，该群体最主要的压力源指标分别是（前三位）："与配偶和恋人两地分居""业主的要求比较严格""工作地点离家远"。

② 就工作内容而言,售后质保的员工大多数压力源指标人群占比最高。其中，最主要的压力源指标分别是（前三位）："很长时间无法回家看望父母""需要高空作业""与配偶和恋人两地分居"。风机在建员工最主要的压力源指标分别是："很长时间无法回家看望父母""需要高空作业""赡养父母压力大""业主的要求比较严格"（并列第三）。运维员工最主要的压力源指标分别是："与配偶和恋人两地分居""很长时间无法回家看望父母""业主的要求比较严格"。

③ 就工作地点而言，东北地区、华南地区和华北地区的员工有相对较多的压力源指标人群占比最高或次高。其中，华南地区员工最大的压力源指标为"需要高空作业"和"需要很长时间回家看父母"，占比同时高达 100%。

④ 就气候条件而言，严寒、微寒、酷热、潮湿和干旱等环境下的员工有较多的压力源指标人群占比最高。

二、风电现场员工心理管理策略

通过对员工的心理健康调查结果分析，我们发现在个人心理状态的指标中，风电员工在心理压力、身体压力、积极情绪、消极情绪、缺乏工作活力、质疑工作价值和抑郁倾向方面，都存在不同程度的困扰。

俗话说："心病还需心药医。"心灵上承受的压力，自然需要从心灵上给自己松绑、为自己减负。面对繁重的工作任务、恶劣偏远的工作环境、业主的高要求、两地分居的家庭压力等因素，风电现场员工该如何从"心"出发，为自己的心灵松绑减压，让自己"快乐工作、幸福生活"呢？下面将从多个方面入手，采用心理学的理论进行剖析解读，提供"心"的技巧。

（一）科学管理，缓解压力

随着电力供应的需求不断加大，吴昊（化名）作为一线风电员工感觉压力很大，不仅工作量增加了很多，而且还经常加班，下班后感到身心疲惫。本来吴昊与同事关系很好，可是最近他却经常因为很多小事与同事发生冲突。吴昊的同事也都觉得吴昊最近的情绪欠佳。

在年复一年的工作中，尤其是在故障维修增多的时候，很多人的内心都会压力倍增。而这些压力如果没有得到及时舒解，就会像细沙般越堆越多。面对无法避免的压力，如果不能进行科学的管理，就很容易引发各种健康与心理问题。风电员工的心检结果显示，压力给风电现场员工的身心造成了负面的影响。其中，风电现场员工心理压力主要表现为难以放松、压力大、容易发怒、心力耗尽、快被压垮了等；身体压力主要表现为眼部过劳、睡眠困难、身体疲惫等。本案例中的吴昊在工作中的表现，就是其压力的外显形式。

其实，我们一直生活在两种压力中，一是作用于躯体的物理压力，如大气压、地心吸引力、心脏压力等，这些压力维持着生命形式；二是内在的精神压力，如生存竞争的压力、对危险与死亡的恐惧、人际压力、情绪与情感的压力等。当压力增大时，在每个人身上都会有不同的表现方式，如注意力难以集中、情绪易失控、坐立不安、烦躁易怒、对工作失去兴趣、头痛、肌肉酸痛等。

在现实生活中，很多人以为"时间是治愈一切的良药"，并寄希望于这些不良反应会随着时间流逝而自动消失。其实不然，如果人长期浸润在压力中，任由紧张、焦虑等消极情绪累积，就会损伤神经细胞的兴奋性，并影响大脑功能，最终使自己变得像一只饱涨的气球经不起任何外界的刺激，一触即破。

因此，科学管理压力是风电员工的必备技能。但是，只有全面认识压力，找准适合自己的减压方法，与压力和谐共处，才能将内心的正能量发挥出来。

1. 关于压力，你了解多少

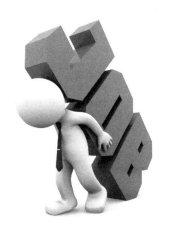

我们总认为自己非常了解压力，但是真的是这样的吗？压力总是在不经意间悄悄造访，甚至有时当问题来时，即使自己没有察觉正处于压力之下，我们也会自动调动身心力量去应对和解决。那么，如何发现问题呢？

压力的察觉

（1）当躯体感到压力

当压力来时，我们的身体会有如下一些应激反应。

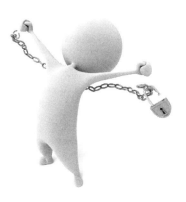

肺——肺和气管扩张，呼吸变得更深更快。

心脏——心脏加速跳动，以使更多血液进入肌肉和肺部。

腿和手臂——肌肉中细胞组织的电解平衡发生变化，腿和手臂出现僵硬和麻木的感觉。

肝脏和脂肪组织——葡萄糖和脂肪加速分解，给肌肉提供能量。

大脑——大脑快速运转，迅速作出决策。

皮肤和汗腺——出汗、手脚发冷、毛孔张开、毛发直立，有"鸡皮疙瘩"。

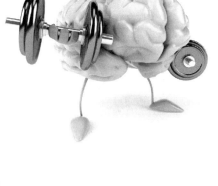

唾液腺——唾液分泌减少，口腔发干。

内脏——内脏的活动减缓，血液供应减少，出现消化不良、胃部不适症状。

耳朵——听觉变得非常灵敏，压力较大时甚至能觉察到非常细微的声音。

眼睛——为了更敏捷地看清楚，瞳孔放大。如果压力较大，视野可能会变得模糊。

血液——血液变浓稠使身体获得更多的氧气，凝血功能增强、免疫系统活跃，使伤口停止流血，避免感染。

（2）当心灵感到压力

当我们感受到压力，还会出现一些不同于平常的心理状态及行为反应。你目前的身心压力处于怎样的水平呢？请你阅读下面的问题，根据最近一周的情况，选择合适的选项（"没有""有时""经常"），然后按照计分标准计算出分数。

① 我感到异常疲劳或体力透支。

没有　　　　　有时　　　　　经常

② 我发现自己在与人沟通过程中有时会紧握着手或紧咬牙关。

没有　　　　　有时　　　　　经常

③ 我对自己是否能与人自由沟通没有信心。

没有　　　　　有时　　　　　经常

④ 若发现在工作时出错，我会感到惊慌失措。

没有　　　　　有时　　　　　经常

⑤ 我因工作负担过重而感到心力憔悴。

没有　　　　　　有时　　　　　　经常

⑥ 我感到紧张。

没有　　　　　　有时　　　　　　经常

⑦ 我的食量／吸烟数量比平时有所增加。

没有　　　　　　有时　　　　　　经常

⑧ 我发现很难专注地做正在做的事情，因为我正在担心其他事。

没有　　　　　　有时　　　　　　经常

⑨ 烦恼似乎每天在增多，并且变得引人注意。

没有　　　　　　有时　　　　　　经常

⑩ 在工作时，我会对自己的能力、判断力感到怀疑。

没有　　　　　　有时　　　　　　经常

⑪ 在工作或家庭中，我感到沮丧或失落。

没有　　　　　　有时　　　　　　经常

⑫ 我的工作日是由很多限定工作量的任务组成的。

没有　　　　　　有时　　　　　　经常

⑬ 我很难找到足够的时间来放松。

没有　　　　　　有时　　　　　　经常

⑭ 我有肠胃不适、偏头痛、肩颈疼痛或失眠等健康问题。

没有　　　　　　有时　　　　　　经常

⑮ 在与人沟通时，我会不经意地打断别人或者阻止了别人正要说的话。

没有　　　　　　有时　　　　　　经常

⑯ 我的身体某些部分感到刺痛或剧痛。

没有　　　　　　有时　　　　　　经常

⑰ 若同事或朋友用冷淡的态度对待我，我就会担心是自己得罪了他们。

没有　　　　　　有时　　　　　　经常

⑱ 我觉得我的工作量过大，不是我的能力所能完成的。

没有　　　　　　有时　　　　　　经常

⑲ 我早上不愿起床。

没有 　　　　有时 　　　　经常

计分标准：

"没有"计 0 分，"有时"计 1 分，"经常"计 2 分。请将每道题的得分相加，并且得出总分。

分数解释：

22～38 分，几乎可以肯定，你正承受着高强度的压力，并且这些压力已经对你的身体造成了严重损害。

14～21 分，你在一定范围内承受着压力，且可能遭受某些形式的压力的痛苦。

10～13 分，你所承受的压力程度一般。

7～9 分，偶尔有工作、生活上的事件会引发你的一些压力感受，但并未对你的身心造成不良影响。

0～6 分，你的压力感受处于较低水平。

2. 压力三阶段，对症下药

一般来说，压力积累分为三个阶段，在前两个阶段时，假如进行了有效的心理调节等，那么就能增加心理承压的弹力，改善心理健康状况。但是，如果到了第三个阶段，人的心理健康就已经受到了严重损害，如受到刺激，可能就会出现一些过激行为。因此，只有及时察觉自己的压力，才能让身心更健康。

（1）第一阶段：紧张出汗

特征：早期通常会出现焦虑、失眠、肌肉紧张，一遇到事情就紧张、害怕、爱出汗。在与同事、家人交流的过程中，经常会因为小事情而发脾气。

疏导措施：关注当下，少想结果。焦虑主要来自于对未来的不确定，对未来的结果有负面预期。例如，这么多活，干不完怎么办啊？事情办砸了，我会不会被人瞧不起？当人被这些想象中的坏结果左右时，就会被负面情绪困扰，反而更不能全心地投入进去。关注当下的事情，如果将注意力放在如何解决问题上，就能够极大地缓解压力。

（2）第二阶段：重复倾诉

特征：在这个阶段，人会表现出两个极端。要么变得沉默寡言，很少与人交流；要么会变得像"祥林嫂"一样，反复向家人、朋友和领导倾诉烦心事，其实那是他希望能够得到别人的帮助。

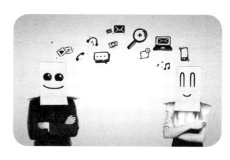

疏导措施：当员工出现这种情况时，自己可以做一些心理压力的测试，确认一下自己的压力源，分析产生压力的原因，并找到缓解压力的办法。另外，员工可以找朋友、家人倾诉，获得他们的支持，这样做也是非常重要的。

（3）第三阶段：失去信心

如果员工前两个阶段的问题都没有得到重视，那么压力累积到一定程度就可能导致员工心理健康严重受损，出现一些异常的行为表现，社会关系也会受到影响。

疏导措施：到了第三个阶段，员工仅仅靠自己的心理调节能力是不够的，最好去专业的心理诊所或者精神科门诊就医。员工不要认为咨询是一件很丢人的事情。员工只有寻求专业的帮助，才能让自己尽快恢复健康状态。另外，获得家人、朋友的支持，能让员工更有勇气面对自己的状况。

3. 压力也有好处，关键是不惧怕

既然压力有这么多副作用，能不能通过消除压力来"干掉"副作用呢？这显然是不可能，也是不可取的。因为压力是一把"双刃剑"，只要使用恰当，也能发挥积极的作用。

有这样一个故事，在一个山区，当地的人在过一段悬崖小路的时候，都会用扁担挑一些东西。一个外地人去那里旅游，见到后很是不解，于是他就去请教一位老人。老人说："挑东西能够让你绷紧神经，只有每一步走得小心翼翼，才能安全过悬崖。如果没有扁担的压力，人就可能更害怕万丈深渊，腿一软就掉下去了。"

同样的道理，在工作中，适当的心理压力能够充分调动身体的警觉性，让人更好地应对面临的挑战。

心理学家耶基斯（Yerks）和多德森（Dodson）经过研究后发现，压力水平（动机强度）与工作效率之间并不是呈线性关系，而是呈"倒U"形的曲线关系（见图 3–6）。压力感受太强，会使人的身心过于紧张、健康受损，工作效率反而下降；压力感受过低，身心过度放松，工作效率自然也会较低；中等水平的压力，最有助于激活人体的潜力，提升工作效率。

耶基斯和多德森的研究结果表明，人在完成任何活动的时候都存在一个最佳的压力感受水平，即中等水平的压力。因此，在面对工作压力的时候，解决办法不是一味地打压压力，而是要根据任务难度、自身能力等情况，科学地管理工作压力，使自己处于或接近最佳状态下的主观压力感水平。只有这样，才能做到既不影响身心，又能运用压力激发自身的潜能。

总体来说，在工作中，员工还是需要紧张而有序地进行。但这些在工作中一点点积累的压力，不能任自生自灭，只有刻意去"抖动"一下身心，才能让身心彻底放松。

（1）实例一：做琐事，放压力

有位员工因为感到工作压力大而造成神经极度紧张，他晚上难以入睡，手心

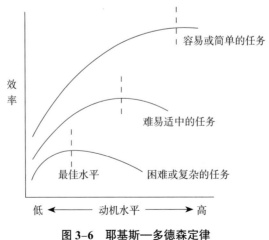

图 3–6　耶基斯—多德森定律

经常冒冷汗，双膝无法控制地抖动。

他说，心理医生曾经劝他每天找一件与工作无关的琐事来做，而且做的时候要全心全意地专注此事，其他什么都不要去想。但他说自己想不出能有什么琐事可做，也许这才是问题所在。他从早到晚除了工作，就是担心家里的事情，让自己一刻也放松不下来。

心理医生要求他买一个盆栽，每天至少抽出 15 分钟好好照顾这个盆栽，除了浇水，再准备一块干净的布，每天都要认真地擦拭叶面，然后对着它做十次深呼吸。他对心理医生的建议非常反对，觉得自己那样做，别人会不会认为他不正常，但无奈没有更好的办法，他就半信半疑地尝试了一段时间。两个月后，他的睡眠好多了，头晕脑胀、肌肉紧张的现象也改善了很多。

压力如同饱涨的气球，经不起任何外界刺激，一触即破。如果是一只半满的气球，因为充满弹性，所以无论外力如何挤压，气球总能迅速恢复原状，人也是一样。在工作和生活中，我们极其有限的精力同时被太多具体、紧迫又重要的事情占据了，情绪和心理状态因而时刻处于兴奋、紧张和强烈的状态，没有一点儿空间和弹性。长期紧张、强烈的情绪刺激超过了神经细胞兴奋性的限度，大脑功能就会受到影响。轻者会出现注意力不集中、言语不连贯、肌肉不受控制等现象，重者则会出现思维停滞、精神衰竭等现象。

去做一些琐事，就是要采取主动干预的方式，中断正处于兴奋、紧张或者强烈的心理状态。这并不意味着是降低标准、对工作懈怠、对事情漠不关心，而是沉下心来，主动去营造一个轻松的内心空间，并体验在平和的心境下做事情的愉悦感受。由此带来的积极能量将会使你在返回工作状态时，达到事半功倍的效果。

（2）实例二：写写，更健康

你是否知道，写东西在记录经历、表达心情、分享感受的同时，还有缓解压力的奇妙功效？

美国心理学家詹姆斯·彭尼贝

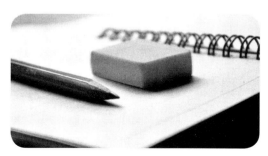

克（James Pennebaker）（见图3-7）曾做过一个有趣的实验，他让受试者连续五天都花15～20分钟写出"一生中最痛苦的经历"，或当时最让人心烦意乱的事情。受试者写出东西后，若想自己保留也是可以的。这种自我表白的效果惊人。因为经过一段时间，受试者的免疫力增强了，其后看病的次数大大减少，因病缺勤的天数也减少了。

这项针对考试焦虑的研究，就是运用了书写的方式。研究者让参与人员在考试前，花10分钟书写与任务有关或与考试有关的焦虑情绪和想法。实验证明，这样做可以显著地提高参与者的成绩。

研究还发现，写下当前面临的压力，可能会比写下过去的压力更有帮助；写出与焦虑事件相关的感受和想法，可能比写出对自己的最好预期更有效果。另外，不同的书写主题对于不同的个体也会有不同的效果。对于情绪处理和表达能力较强的人来说，以消极情绪为主题的书写更有作用；但对那些情绪处理和表达能力不高的人来说，围绕对自己的最好预期展开的书写效果则更佳。

仅仅简单地书写，如何就能发挥如此大的功效呢？社会心理学家认为，第一，压力所产生的焦虑、紧张等消极情绪，通过"书写"这样一个自我输出的方式，

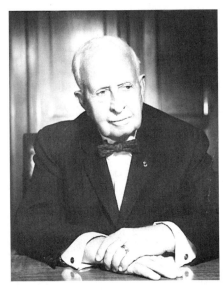

图3-7　美国心理学家詹姆斯·彭尼贝克（James Pennebaker）

获得了宣泄，降低了负面情绪的不良影响。第二，通过书写，可引发人所焦虑的压力源事件，以及过程中的消极情绪。这样进行了多次的回顾性体验，可逐渐获得适应力。第三，通过书写，人对压力事件及其所带来的情绪，会主动建构新的思考，并可能形成更为积极的处理方式。

4. 宣泄压力实用技巧，让身心更健康

（1）五行音乐，治愈心灵

研究表明，音乐能影响人的生理活动及心理状态。声音可以使肌肉增加力量，愉快的音乐可以消除肌肉的疲劳。当音调或音乐的强度猛然更换时或一曲乐调将终结时，人的脉搏和呼吸的速度就会明显变

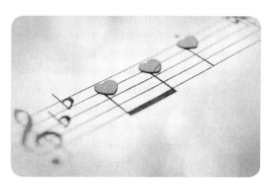

快，而舒缓的音乐能使脉搏变缓。和谐的音乐是具有治疗的作用，它能疏导人们的心理，使大脑神经系统运动平衡，使意识得到调和，在战胜不健康精神因素的同时，使人潜在的能力发挥出来。

《乐记》言："凡音之起，由人心生也；人心之动，物使之然也。"早在四千多年前，古埃及人在尼罗河边请来巫医，用婉转、甜柔的歌声为难产妇女催产。因为古埃及人坚信，音乐是心理医生。《黄帝内经》也早已认识到音乐的医用价值，中医的音乐治疗融入了中国特有的五行学说。角、徵、宫、商、羽这五个音阶分别被中国传统哲学赋予了五行的属性，即木（角）、火（徵）、土（宫）、金（商）、水（羽）。中医利用这一点，认为音乐可以深入人心。中医心理学认为，音乐可以感染和调理情绪，进而影响身体。

在聆听音乐中，让曲调、情志、脏气共鸣互动，达到动荡血脉、通畅精神和心脉的作用。生理学则认为，当音乐振动与人体内的生理振动（心率、心律、呼吸、血压和脉搏等）相吻合时，就会产生生理共振、共鸣，这就是"五音疗疾"的生理基础。"百病生于气"，这里的"气"不仅是指情绪，而且五脏的脏气也包含其

中。根据每个人身体有差异，配合不同风格的音乐，五音可以防病、养身。

如果你容易情绪激动，肝火比较旺盛，容易因为一点小事发脾气，就属于"怒"的范畴，适合木乐和金乐。木月悠扬舒缓，可以疏肝、理气、平郁；金乐则以淡淡的忧思来平复情绪。推荐曲目有《梁祝》《二泉映月》《汉宫秋月》等。

如果你总是对未来充满担忧，比较忧虑，或者过于担忧以致于生出恐惧，寝食难安，那么适合金乐和土乐。雄壮的金乐有鼓舞作用，再加以平静、温和、庄重的土乐，能给予人一种正向的力量，抵御内心恐惧的情绪。推荐曲目有《秋湖月夜》《鸟投林》《十面埋伏》等。

如果你情绪悲伤、不能控制自己的情绪，甚至觉得周围一切都黯淡无光，此时属"忧"。可以先用金乐来疏导情绪，把情绪宣泄出来，然后，再接以木乐，激发一些正向情绪。因此，可以选择一些木乐。最后，以火乐结尾，欢快轻松并以鼓舞、改善情绪。推荐曲目有《步步高》《春节序曲》《溜冰圆舞曲》等。

（2）运动中的心理学

虽然导致每个员工产生压力的压力源不同，可以选择的应对方式也各有差异，但有效的压力管理行为都具有共同的特点，即积极和健康。

积极参加各种运动和活动。运动是释放压力的有效方法。大量研究表明，运动不仅有利于身体健康，而且还能让人变得更加开朗、乐观。你可以利用平时上班、下班时间或周末，为自己创造运动的机会。另外，积极组织团体活动或者参加集体活动，不仅能放松身心，还可以使人更好地融入集体，对培养良好的人际关系也具有重要的作用。"生命在于运动"对于陷入抑郁情绪的人来说，欲摆脱抑郁心境，做一些力所能及的运动，将大有裨益。

① 跑步催生"天然止痛剂"。科学研究证明，人在跑步时，大脑分泌的内啡肽是一种类似吗啡的生化物质。它是天然的止痛剂，它能给人以欢欣感，对减轻心理压力具有独特的作用。选择跑步时间在傍晚为宜，速度每分钟 120 步，每周至少 3 次，每次持续 15 分钟。运动心理学家建议，在跑步之前，最好先走一走，不要片面地追求速度，不要和谁比赛，也不要给自己计时。你可以只为了乐趣而跑，充分享受满足感所带来的喜悦。重要的是保存精力，若感觉上气不接下气，

不要停下来，而是改用行走的方法，待走到呼吸顺畅时，再开始跑。跑步时，应要选择那些有草地、旷野或林荫道的地方，安静的环境可以使你的心与自然交融，富含负氧离子的环境也有助于身心健康。

② 散步让身心更强壮。散步与"生命振荡说""天人合一""有氧运动"等科学理论有不解之缘。在现实社会中，散步是最简单的、最经济的、最有效的、最适合人类防治疾病的、健身养生的好方法，也是最为人们所熟知的运动方式。走步应在优美安静的环境中进行，它能改善心肺功能，提高摄氧效果。建议每个人每天步行 1500 米，并力争在 15 分钟内走完。之后，可逐渐加大距离，直到 45 分钟走完 4500 米。

③ 太极——舒缓情绪的妙招。太极由于其独特的"形神兼备，内外兼修"

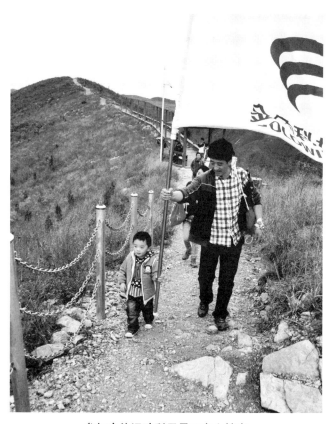

参加户外运动利于员工身心健康

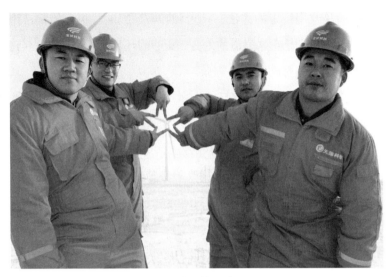

员工的集体活动

的运动特点，对抑郁情绪具有明显的改善作用。太极观以迷离恍惚地看待万事万物的现象和本质的人生态度，这种思维方式本身，包涵清醒、睿智的哲学思想，其终极目的是希望人类活动顺应大道至德和自然规律，不为外物所拘，"无为而无不为"，最终到达一种无所不容的和谐的精神领域。如果每天能练习一段心、意、气、形合一的太极，那么一定能将自己历练得温润如玉。

④ 集体活动锻炼意志。集体运动要求团队合作，对改善抑郁症患者的人际关系具有特别重要的意义。另外，体育游戏带有一定的竞争性、情节性和趣味性，能提高游戏者的情绪，培养活泼、愉快、开朗合群的个性和团结互助、勇敢顽强、机智果断的心理品质，可使身心得到健康的发展。建议每周至少参加一次集体活动，如打篮球、排球等。

（3）全身分段加压，体验彻底放松

平时所说的压力，不仅仅是指精神上的。当压力到来时，身体也会有一些敏锐的反应。比如，有的人会感觉胸闷、气短；有人感觉头昏脑涨；有人感觉脖子、肩膀或后背紧绷，像穿了个盔甲。这时，不妨将全身的压力源拆分为若干部分，自上而下给全身做套减压操，让身体放松下来。

① 头部。取坐位或卧位，用两手掌心分置头颞部（耳朵上边）两侧，按1～2分钟；再用两手四指弯曲叩打前额发际，继续向后，沿头顶至后发际叩打；左手手掌横放于头顶后半部，右手手掌放于头顶前半部，两手同时敲打头顶，左手拍打左半侧至头顶前部，右手拍打右半侧至头顶后部，再拍打回复原位，上下共3～5遍。

② 颈部。双手手指交叉，放在颈部后方，来回轻柔地摩擦颈部50～100次；用拇指与食指、中指相对按揉提捏风池穴（头部后面大筋的两旁与耳垂平行处）；取直立位，头部向右侧倾斜，将右耳贴于右肩上，1分钟后，换另一侧。

③ 腰背部。腰背部酸痛时，揉腰眼穴，双手握拳，用拇指指掌关节紧按于腰部凹陷处，用力旋转式揉按5～10分钟；搓擦腰骶部，先将两手掌搓热，再按紧腰部，用力上下擦搓，以感觉腰部发热为度，反复20～40次，每日一次。

④ 上肢。做耸肩运动20～30次；前后甩臂，幅度由小到大，速度由慢到快，20～30次。

⑤ 下肢。用拇指和其他手指轻柔地旋转每个脚趾，力量适中，从脚趾跟部一直摇动到顶端。在每个脚趾表面缓慢地移动拇指。当拇指移动到顶端时，伸展脚趾。

（二）告别倦怠，点燃激情

李天（化名），从大学毕业后就来到单位工作，转眼间5年时间已经过去了，他也从一个懵懵懂懂的"愣头青"成长为一名受人尊重的风电老班长。然而，与技能和经验的增长成反比的是，李天内心的激情逐渐被消耗掉，工作似乎变得单调而繁重，他的抱怨也增多了。

现在，工作一天后，他就会感觉身心俱疲。有时候，他会问自己："以前的那份冲劲跑到哪儿去了？"看着那些刚入职的年轻人，他们那朝气蓬勃的样子真让人羡慕，同时也让他的内心产生了一种危机感。

李天身上所反映出的问题，是很多员工都可能会陷入的一种窘境。在一个岗位上工作久了，会让人感到每天的工作变成了机械的重复，不再能从中得到乐趣。

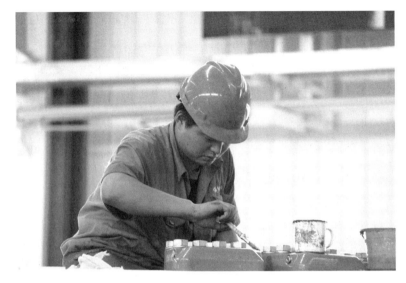

一线员工专心致志地工作中

其实，这是职业枯竭的前兆。职业枯竭主要是指人在工作压力下身心疲惫的状态，是一种身心能量被耗尽的感觉。

从心检调查结果来看，"工作中，感到精疲力竭""整体工作感到有压力""下班后，感觉疲惫不堪""对自己的工作缺乏激情"，这四个指标所占的比例分别是45.7％、43.1％、43.1％和39.2％。这些都是职业倦怠的表现。员工在这种情况下会经常感到身心疲惫，随之质疑自己的工作价值，产生多种消极情绪。

美国作家格林尼写了一本名为《一个枯竭的案例》的小说，书中描写了一名建筑师因为不堪忍受精神上的痛苦和折磨，放弃了自己的工作，逃往非洲原始丛林的故事。从此，"枯竭"这个词进入了美国大众的语汇。后来，这个词又被用在心理健康领域，用来特指从事助人职业的工作者由于工作所要求的持续情感付出而身心耗竭的状态。

职业枯竭又称职业倦怠，是一种源自心理的疲惫。现代都市生活节奏快，很多人渐渐对工作失去了热情，每天都靠"惯性"而机械地工作，不断地上班、下班，没有激情地反复。很多人都和李天一样，存在职业倦怠的问题，如今这种现象已经越来越普遍了。

1. 倦怠的表现

总结起来，职场倦怠的症状主要有下列三种。

（1）症状一：情绪衰竭

情绪衰竭即个体的情绪和情感都处于极度疲劳状态，情感资源干涸，工作热情完全丧失。

（2）症状二：玩世不恭或脱离感

玩世不恭或脱离感即个体以一种消极的、否定的、麻木不仁的态度和情感去对待工作和身边的人。

（3）症状三：自我成就感降低

自我成就感降低，即个体对自己工作的意义和价值的评价下降，自我效能感丧失，时常感到无法胜任，从而在工作中体会不到成就感，不再付出努力。

因情绪表现类型不同，职场倦怠有抑郁型和焦虑型之分。抑郁型的特征表现为逃避工作，害怕面对上班的时间，处于极度疲劳状态，工作热情完全丧失；对自身工作的意义和价值评价下降，自我效能感丧失，时常感到无法胜任，从而在工作中体会不到成就感，不再付出努力，出现消极怠工的情况，在工作中常常迟到、早退，甚至开始打算"跳槽"或转行。焦虑型的特征表现为终日处于一种莫名的紧张和恐怖之中，并伴随有明显的植物神经紊乱，常常感到不安和恐惧，吃不香、睡不着，惶惶不可终日，工作态度急躁，对工作相关的人和事都没有耐心，因厌倦工作而态度非常恶劣。

2. 为什么会产生职业倦怠

加拿大著名心理大师克丽丝汀·马斯勒，曾将职业倦怠症患者形象地比喻为"企业睡人"。但"冰冻三尺，非一日之寒"，职业倦怠也是随着工作时间的增加而慢慢产生的。尤其是对于那些老员工来说，职业倦怠是困扰他们的重要因素之一。调查结果显示，工作5年以上的员工多数状态指标均较差，需要重点关注。他们主要表现为总体心理状态较低，对各种压力的感受以及心理压力、身体压力较大，积极情绪较低，消极情绪较高，对工作的价值较为质疑，抑郁感受较多。很多人工作时间久了，或长期处在同一领域，每天都要大量接收相同的信息，重复相同的动作，于是便会产生感观和心理上的疲劳，感到乏味、枯燥，提不起精神，失去工作的激情，缺乏工作活力和质疑工作价值。

工作是大多数人必须做的事，然而长时间地重复工作又容易让人感到疲倦。大概每过一段时间，就会让人产生想放弃的念头，这都是一个人正常的心理疲劳期。许多人觉得工作很累，不见得是生理上的疲劳，更多是心理上的疲倦。一个人做某种工作的时间长了，如果没有什么让他感到产生兴趣的地方，或者他的工作性质本身就是每天都重复一样的工作，机械般地上班、下班，做同样的事情，久而久之就容易产生枯燥感。也许刚刚涉及新行业的感觉还是很新奇的，而过了一段时间就有些厌烦了，时常感到烦躁，这个时候就需要及时调整心态和状态。如果没有及时地调整心理状态，人就会产生情绪的困扰，时间长了就变成了所谓的"职业倦怠"。那时的心态也就成为了"习惯了、麻木了、无所谓了、乏味了……"一个人长期从事某种职业，在日复一日的作业中，渐渐就会产生一种疲惫、困乏，甚至倦怠的心理，在工作中难以提起兴致，打不起精神，也就是我们经常说的工作没有"激情"了，只是靠惯性来工作。

其实，弄清楚自己的职业倦怠感具体源于何处是很有必要的。是工作性质难以承受、工作负荷太大、工作弹性无法掌控，还是人际关系不佳让自己身心疲惫？是工作内容或职场环境的失衡，还是自身性格的因素、自我认知的问题？是自我认同感、价值感太低，还是工作本身就让你找不到成就感，找不到自己存在的目的性……这些都有可能让人产生职业倦怠。产生职业倦怠的原因多种多样，总结起来主要有三大类：缺乏工作兴趣；职业上升空间小；工作强度过大但自我价值感不强。只有找到自己职业倦怠感的根源，才能对症下药。

3. 找到工作的快乐，让活力驱动进取的心

如何克服这种职业上的倦怠感，重新找回对工作的热情，以最佳的状态去面对工作和生活呢？

心理学者阿克尔（见图3-8）曾指出两个最重要的快乐指向标。

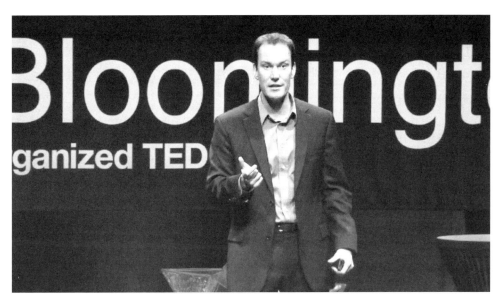

图 3-8　心理学者阿克尔

第一，我们是否相信自己的行为有意义，即我们是否认为自己可以起关键作用——很多人在困境面前丧失了这样的信念，因为太多的东西不受个人控制。

第二，如何应对压力——压力是将你击垮，还是催你奋进？

4. 工作、活力提升一揽子方法

鉴于此，你要做的是调整现在的心态，这里建议你采用以下方法。

（1）你是在工作，还是上班？重新给自己的状态下定义

人们通常会说要热爱工作，人因工作而变得伟大和富有，却不曾听说有热爱上班的。还经常听到"上班真累人、无聊、烦死了"等抱怨。那上班和工作有什么区别吗？当然有。

上班意味着准时出现、准时离开公司，人来了就代表上班了，至于在公司里干什么就另当别论。工作则是生活的组成部分，是经济来源的保障，是一种激动人心的、对事业的追求。

上班是一种被动的、机械化的劳动，是为了养家糊口不得已而为之，有固定

的时间、地点，还要听从领导命令，要与各种人打交道，往往会平添许多烦恼。工作却是一种对自我完善的不断追求，是为了实现梦想而努力奋斗。

觉察到上班和工作的差别，重新给自己的状态进行定义，也许你对工作的态度就会开始转变。

（2）找到产生倦怠的根源

前面提到，产生职业倦怠的原因总结起来主要有以下三大类：缺乏工作兴趣；职业上升空间小；工作强度过大但自我价值感不强。

有研究显示，有85%的人从事着自己不喜欢的工作。因此，对于"没兴趣"这类职场人士来说，首先要调整自己的工作态度。很多人认为"工作"和"乐趣"两个词相互排斥。但是研究发现，无论是和同事说笑，还是在网络上看到一个搞笑视频，不时的轻松情绪都会让人更加清醒和有创造力。因此，如果工作已让你感到筋疲力尽，你可以在工作中给自己一点儿奖赏，如翻看家人的温馨照片、阅读自己喜欢的书籍，或者录一个工作小视频跟家人朋友分享等。

对于后两类人，松弛有度地工作、降低对工作的高期望值，对于缓解职业倦怠也有很好的效果。不可否认的是，繁重的工作会使人神经紧绷，产生巨大的压力感。但人的神经就像一张弓，太松会使人缺少动力，但太紧又可能使人崩溃。所以，无论多么繁忙的工作，工作一段时间后都要时刻提醒自己休息，即使1分钟都能起到效果。另外，对工作的期望是我们工作的动力，然而很多时候这种期望值会因为外人的比较或者亲人的强调而变得过高。这时候，你要审视自己的内心，记住你才是自己人生的主人。前苹果电脑首席执行官史蒂夫·乔布斯正是一直遵从着内心的声音。他不在乎自己的位置是什么，只是全身心地投入到自己热爱的事业中，最终事业也回报了他。因此，当你还没有晋升到自己想要的位置，不妨把注意力放在目前工作能力的提升上，厚积薄发、伺机而动。

（3）寻找积极事物

有一些不同的研究人员做了这样的实验研究，让人们停下来，请他们思考一下自己最心存感激的事情有哪些。这些研究的细节不尽相同，但结果往往都很一致：定期做感恩祝福会使你更快乐，使生活更充实。

我们把这个"训练版本"称之为"感恩清单"。它要求人们在每天即将结束时，写下这一天进展顺利的三件事。这样做的用意在于，人们可能并不会对那些好事情特别在意，即使是在列举它们的时候也如此。对于大多数人来说，常常认为好的事情是我们应得的，因而不会为此想太多。然而，这样会失去有意识的感恩所带来的更深层的收获。询问一下人们对这些事情的简单解释，可以帮助他们更深入地思考。

据一些研究显示，每天记"感恩清单"的人往往会更加快乐，更加成功。在接下来的 21 天内，每晚睡觉前想出三件值得感恩的事情，然后大声说出来。如果你能让其中一件感恩的事与工作有关，那么你就可以训练自己的大脑忘掉那些日常的琐碎工作，关注自己的工作所带来的益处。

（4）乐在其中

很多人认为，"工作"和"乐趣"这两个词相互排斥，但其实不时的轻松情绪会让人更加清醒和有创造力。如果工作已让你筋疲力尽，你可以在工作中寻找一些有趣的事情，使自己乐在其中。你也可以在工作中给自己增加一点乐趣和奖赏。比如，把工作当作游戏一样给自己设置一些关卡，然后努力通关；或者给自己设立一个目标，达到了就奖励自己一顿大餐等。

（5）及时倾诉

心理学家经过研究证明，倾诉能帮你保持健康心态。研究人类大脑的一位美国专家也认为："把负面感受说出来，可以减弱恐惧、惊慌等强烈情感对大脑组织的反应，还能激活控制情绪冲动的大脑区域，有助减轻悲伤和愤怒。"

当工作很累、压力很大的时候，你不妨向家人、朋友或同事倾诉一下，把心里的消极情感及时说出来。也许他们会给你一些恳切的建议；即便不能给你建议，也可以在心理上给你一些安慰，舒缓你的压力和紧张情绪。在工作中保持长久的热情也是不容易的，但如果善于调整，工作也能开出激情之花。

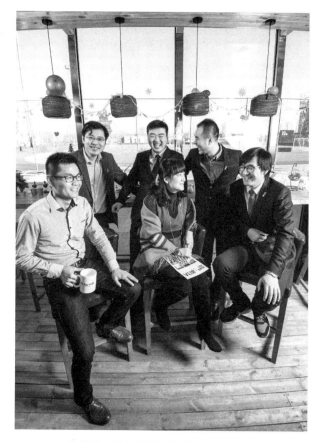

愉快的工作氛围有利于员工身心健康

（6）调整认知，自我肯定

你对自己有个合理、客观的认识也非常重要。因为只有知道自己的优势和不足，才能在工作中有意识地去加以弥补。

有时候，我们会觉得自己做的事情很琐碎，其实隐藏在这种心态背后的含义是："大事情我会好好去做，小事情那么简单，都无所谓的。"而在工作中，我们大部分时间做的都是一些小事情，如把工作失误降到最低，更好地服务好客户、写一份优秀的工作总结等。只有把这些小事情都做好，你才能积累实力，让别人看到你的潜能。

在面临挑战的时候，为了调动更多的潜力和斗志，你不妨多想想积极的一面，让每一次挑战都成为自我发展的机会。要做到这一点，需要经常对自己进行积极暗示，告诉自己"我可以""我能行"。只有通过不断地增加内心能量，用阳光般的积极心态去面对工作，才能让你发现处处有新鲜，时时有惊喜。

（7）不断为自己"充电"

现在的世界变化之快用"一日千里"来形容一点儿都不过分，仅凭经验和资历就可以保持领先位置的时代，也已经一去不复返了。新知识和新技术更新的速度越来越快，即便在许多传统行业中也是如此。因此，要想让自己保持充沛的活力和激情，除了不断学习、终生学习，别无他途。

不断为自己"充电"不仅包括知识和技能方面的"充电"，而且还包括抗压能力、人际交往能力、工作效率、心态调节能力，以及乐观积极的人生态度、自信饱满的工作热情、对未来生活的美好希望等品质的增强。其实，这些软性心理品质每时每刻都在影响着我们的思想和行为。大多数人往往只有在面对倦怠、焦虑等心理危机时，才会意识到这些品质的力量。因此，我们不妨在平时就注意自身人格的学习和完善，把自我"充电"看成和吃饭、睡觉一样重要的事情，成为我们生存必需的活动。相信只要做到了这点，我们就能找到工作的激情。

（三）培养积极情绪，让正能量爆棚

金玉（化名）从工作到现在也有四五年的时间了，他对单位有了很深的归属感。然而，在工作中总是免不了磕磕绊绊，他的心情也会随之起起落落。工作负荷大的时候，他会产生焦虑的情绪；任务圆满完成时，他会和大家一起开心，但随即担心接下来的工作；工作出现失误时，他既害怕上级领导的责怪，也会对此产生的后果而感到后怕；他有时候觉得自己的工作很重要，有时候又会觉得自己的工作没什么意思。这种起起伏伏的情绪，让他总不能全身心地投入工作中。金玉想知道，怎样才能让自己在工作中更加开心，享受现在的工作呢？

其实，金玉的问题也是很多员工普遍存在的问题。他们在工作中遇到了问题，自己的心情也会随之变得低落。他们不能全身心地投入工作，享受现在的工作，心态比较消极，缺乏乐观的品质，消极心态较多。

在情绪方面，压力让风电现场员工较少地体验到欣喜、兴奋、放松等积极情绪，而较多地体验到厌烦、心烦、郁闷、压抑、焦虑和愤怒等消极情绪。

就工作内容而言，风机在建及其他类别的员工多数状态指标较差，需要重点关注。其主要表现为：风机在建员工总体心理状态较低，对各种压力的感受较大，积极情绪较低；而其他类员工的身心压力较大，对工作价值较为质疑，抑郁感受较多。

因此，风电员工应培养积极情绪，保持工作活力。

1. 积极情绪，让心绽放力量

心理学家弗雷德里克森（Fredrickson）认为，积极情绪并不是逆来顺受或乐而忘忧，而是从欣赏到热爱，从欢快到喜悦。其具体的表现形式有喜悦、感激、宁静、兴趣、希望、自豪、敬佩和爱等。

心理学家弗雷德里克森将积极情绪形容为阳光，而人就是一朵含苞待放的花朵。花瓣紧紧围绕着你的脸，即使你能看到外面，也只有一点点光线，这使你无法欣赏身边的事物。然而，一遇到阳光，情况就变了，你的花瓣逐渐绽放，

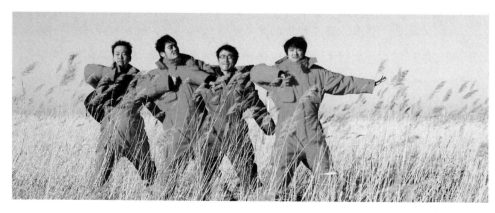

一线员工积极而快乐的精神面貌

让脸露出来。你看到的事物越来越多，你的世界明显地扩展开来，可能性也会随之增加。

的确，人在处于积极情绪的状态下，会看到更多的可能性，也能够想出更多的策略。这一点能够从著名心理学家艾森（Isen）等人的实验结果中得到证实。与中性状态相比，人处于积极情绪状态下表现出更高的灵活性和创造性。既然积极情绪能让思维更开阔，那么在遇到困难思索无果而苦恼的时候，不妨想一想快乐的事情，让自己先摆脱焦虑的情绪，保持积极的情绪去处理事情，也许会收获到意外的惊喜。

2. 三个动作，带来积极情绪

积极情绪就像一个害羞的孩子，往往你越是想要抓住它，它却溜得越快；而当你平静地等待时，它却在不经意间又回到了你的身边。如果你也想拥有积极的情绪，可以试试下面的三种方法。

（1）承认你的情绪

有的人读了太多的励志书籍，追求完美的个性，把焦虑、无助和愤怒等消极情绪视作猛虎，无论遇到什么事情总是对自己说"我一定行"，还要表现出激情四射的样子；直到消极情绪如火山爆发，精神和身体都无法承受的时候，才肯正视自己的情绪。

人都有七情六欲，也会经历悲欢离合，每一种情绪都是最真实的感受。例如，面对成功的喜悦、自豪，面对失败的自嘲、伤心。不管你体验到什么情绪，首先要做的就是不要掩饰它，因为悦纳情绪已经让消极情绪跑掉大半。

（2）说出你的感激

我们都曾被教导："生活所给予你的一切都是有意义的，要心存感激。"经常表达内心的感激可以让我们想起生活中的积极体验和愉快经历，也能让我们用欣赏的眼光去看待所遇到的挫折。例如，对亲人说出你的感激，重新体验那些让你开心的事情，会进一步强化你的积极情绪。

（3）写下你的快乐

我们在写日记或写作时，总喜欢记录那些不开心的事情。有一对夫妻非常恩爱，但也避免不了生活中的摩擦。每当感觉受委屈或老公对她不好时，妻子就将事情写在日记中。老公知道后，对她说："当

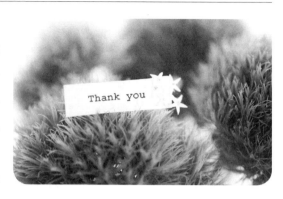

老的时候翻开日记，发现生活中全是不好的事情，你会觉得这辈子白活了。但如果只记录下自己的快乐，就会感到生活还是挺幸福的。"

实际上，不仅是在看记录的愉快事情时会感到快乐，而且写作本身也能增强对积极信息的关注，产生积极情绪。而且，这种积极情绪能很快地传染给他人，让你踏上积极情绪的良心循环。

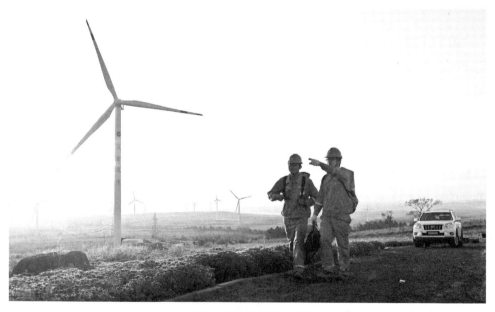

一线员工心情愉悦地工作中

3. PMA（Positive Mental Attitude，积极情绪）黄金定律，增强你积极情绪吸引

PMA 黄金定律是指，成功人士习惯用积极的思考、乐观的精神和辉煌的经验来支配和控制自己的人生。而失意者更多关注过去的种种失败与对未来的疑虑，更容易沉浸在消极情绪中，不能把关注点放在解决问题本身，反而会使困难放大，再次陷入失意的循环之中。

PMA 如同我们的隐形护身符一样，拥有惊人的力量。当我们使用 PMA 时，生活中就会充满健康、快乐、成功、财富、幸福……

如果你欣赏一个人，你就会主动与他沟通交往，不断发现这个人的优点，从而更喜欢这个人。这就是情绪和行为相互作用的一种反映。同理，当你认为自己有能力，就会认为只要经过自己努力就能取得成功。无论你自身条件如何恶劣，只要你善于运用 PMA，就有机会达到成功的彼岸。

卡耐基（见图 3-9）说过："一个对自己的内心有完全支配能力的人，对他

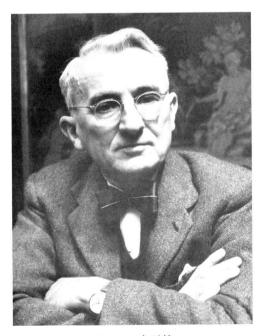

图 3-9　卡耐基

自己有权获得的任何其他东西也会有支配能力。"当我们开始运用 PMA 并把自己看成成功者时，我们就开始成功了。谁想收获丰收的喜悦，谁就要当个好农民，不仅需要播下积极乐观的种子，而且要浇灌幼苗、培土施肥。长此以往，相信最终一定会收获幸福的人生。

4. 如何培养 PMA

PMA 可以成为个体成功的原动力，那么应该怎样培养和加强 PMA 呢？我们不妨来看看培养 PMA 的四个方法。

（1）让你自身的言行举止像你希望成为的人

积极的行动会带来积极的思维，积极的思维会带来积极的心态。因此，不管你目前正处于怎样的状态，你都应该先行动起来，朝你希望的目标努力，让自己的言行举止努力贴近你希望成为的人。这就是翻开你 PMA 护身符的第一步。不要期待等自己有了积极感受后再去行动，那是本末倒置。

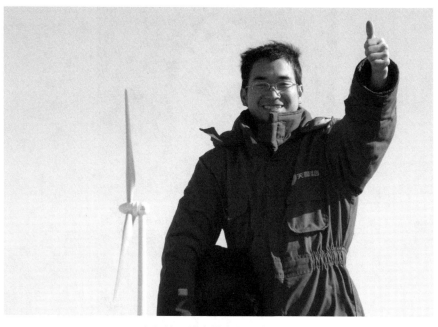

积极的思维会带来积极的心态

（2）用美好的感觉、信心与目标去影响别人

随着你的行动与心态的日渐积极，你就会慢慢获得一种美满人生的感觉，信心日增，人生中的目标感也越来越强烈。紧接着，这些信息就会从你的语言和行为当中散发出来，别人也会因此而被你吸引。

人们总是喜欢追随积极、乐观、快乐的人，运用别人的这种积极响应来发展自己的积极关系，同时帮助别人获得这种积极的态度，大家就会共同营造出一种积极的氛围，从而让你及身边其他人的 PMA 得到加强。

（3）让你遇到的每一个人都感到自己被需要

每个人都有一种欲望，即希望感觉到自己的重要性，以及他人对自己的需要与感激。如果你能满足别人心中的这一欲望，他们就会对自己，同时也对你抱有积极的态度。一种"你好、我好、大家好"的局面就会形成。正如美国 19 世纪哲学家兼诗人爱默生（见图 3-10）所说："人生最美丽的补偿之一，就是在真诚地帮助了别人的同时，也帮助了自己。"使别人感到自己重要的另一个好处，就是反过来也会使你自身的重要性得到提升。

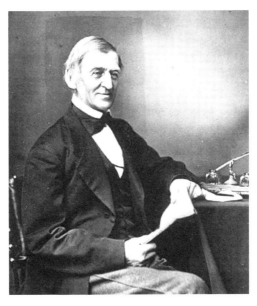

图 3-10　美国 19 世纪哲学家兼诗人爱默生

（4）少些抱怨，心存感激

在日常生活中，有些人常常会抱怨：父母抱怨孩子们不听话，孩子则抱怨父母不理解自己；男朋友抱怨女朋友不够温柔，女朋友抱怨男朋友不够体贴；领导抱怨下属工作不得力，下属埋怨领导不够重视自己……拿破仑·希尔曾说："如果你经常流泪，就看不见星光。"在生活中，应该用积极的心态去寻找事情的积极面。如孩子调皮，说明孩子充满活力，而且调皮的孩子多是聪明的。然后，你会发现生活变得更美好了。

5. 三大秘密法宝，激发正能量

拥有了积极情绪，你是否也想成为正能量的传播者呢？这需要方法、需要智慧，更需要持续不断地练习。下面就特别推出拥有正能量的三大秘密法宝。

（1）秘密法宝一：锁定好你的焦点

什么是焦点？简单地说，就是我们的注意力之所在。能量原理中有一个很重要的法则：焦点所在之处，就是我们生命的出处。我们的焦点放在哪，哪里的能量就会增强。我们的生活，我们身上所拥有的正、负能量的比例，完全是由我们看待事物的角度和心态，即所关注的焦点来决定的。当我们能够掌控好自己所关注的焦点时，我们就把握了生命的主动权。

每个人的起心动念，都会影响外在的世界。同时，外在世界的转变，也和我们的想法有着很大的关系，这就是所谓心灵的力量或是焦点的力量。

现在静下心来，仔细回想一下，你每天的注意力集中在什么事情或方面比较多？是正面、积极、快乐的想法和感受，还是消极、负面的？你更容易关注自己的优点，相信自己是一个不错的人，有能力获得生命中一切美好的东西，还是更容易关注自己的缺点，认为自己实在是糟透了？不管你的注意力在哪里，焦点所在之处，能量便会生长。

不明智的人往往容易将自己的视觉、听觉和注意力的焦点放在错误或负面的地方，所以容易导致负面的情绪。因为焦点创造感受，人的感受会跟着焦点走，感受的好坏程度，以及处在正负情绪的层级不同，会令我们自身的能量状态也截然不同。

大多数人之所以没有达到自己所期待的效果，没有成功，是因为他们在他们不想要的感觉和事物上浪费了巨大的能量，他们的关注点总是停留在自己还不满意的地方。

然而，能量法则中一个最重要的原理就是：我们关注什么，我们自己就是什么，什么就会越多。

实践这一法则，最重要的方法就是持续不断地有意识关注。你可以写下自己的目标和你想要的感觉状态并随身携带，在你需要补充能量时，或者只要有空就拿出来提醒自己。随着你有意识关注的增多，随着你将乐观、积极的信念持续不断地、坚定地灌注到你的潜意识深处，你的内心就一定会形成稳定的自动反应的心智模式。这种心智模式一旦建立，你的心底便会油然产生幸福感，以及对生活的掌控感，这将成为你成功的强大动力。

（2）秘密法宝二：管理好语言、视听与生活环境

与别人交流时，应多说积极、正面的话。

有一个故事说：从前，有一个小孩对着山谷大喊："我恨你！"他听到山谷也在大声地对他说："我恨你！"于是，他很伤心地把这件事告诉了妈妈。妈妈对他说："孩子，你再喊一次，但是这次你要对大山说'我爱你！'"孩子满心怀疑地大声对大山喊："我爱你！"结果他听到了大山也在对他说："我爱你！"于是，他不停地大声喊："我爱你！"结果整个山谷都充满了"我爱你"的声音。

我们的语言是一种频度极高的能量。当我们在祝福别人的时候，实际上自己也在被祝福；当我们在咒骂别人的时候，自己也在被咒骂；我们攻击别人，其实等于是自我攻击，我们攻击别人1万次，就相当于自我攻击了1万次，因为我们是最忠于自己感受的那个人。

所以，无论在任何场合，我们不妨多说正面、积极、健康、向上的话，少说悲观、泄气的话，更不宜说攻击他人的话。因为当我们的语言事、积极正面的时

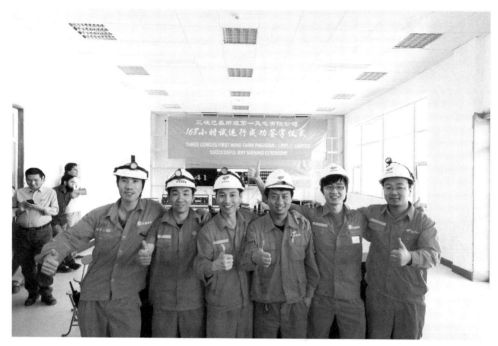

一线工作中结交的美好的同事情谊

候，整个人一定都处在正面的能量场中；而当我们的语言悲观、消极的时候，我们真实的情感和行为也一定背叛不了我们内在的声音。

此外，还应多结交那些充满美好能量的朋友

从前，有个人把一头驴跟马群放在一起，无论干活、睡觉、喂料都在一起。久而久之，这头驴的毛色和鸣叫声都变得像马一样，它干起活来也不逊色于马。后来，这个人又把一匹马放在驴群中，和驴一起吃、住、干活。慢慢地，这匹马的毛色、叫声、干活都变得和驴一样了。

这则故事告诉我们：环境能使人发生质的变化。把驴当成一匹马来信任，驴就能变成一匹马；而把马当成一头驴来养，就能变成一头驴。有什么样的环境就会产生什么样的能量和结果！要使自己具有能量，就必须时刻注意把自己放在充满正面能量的环境中。而最重要的环境就是人文环境，我们跟什么人在一起，我们就会变成什么样的人。因此，我们在生活中要有意识地去结交那些充满美好能量的朋友，让自己变得更加积极乐观。

（3）秘密法宝三：分享带来更多美好能量

在现实生活中，有一些人总是愿意把关于财富、经验、方法，以及他们所知道的能令人产生更美好、更幸福、更成功的信念与技巧与更多的人分享。因为他们相信，人生就是一个创造和分享的旅程，帮助别人会比满足自我更快乐。当我们在奉献、给予和分享时，所获得的美好能量常常是不可思议的。奉献、给予和分享是使我们的生命持续增值的源动力。

6. 分享能创造更多，分享能放大生命的能量

在一生中，我们奉献、给予的越多，我们帮助的人越多，我们的生命就越有价值，我们的正能量就会越强。当我们吝于付出，吝于给予时，也就是生命凋谢的开始。

脑科学研究显示，大脑的生物化学变化是产生行为、情绪和认知方面变化的物质基础；反过来，精神的变化也可以导致大脑的物质基础的变化。外界心理刺激可以改变大脑的物质基础，这一结论意味着，我们如果总是给人以好的心理刺激，大脑的物质组织就会朝好的方向发展。所以，人的积极情绪体验能力的获得与其他心理能力的获得一样，是在遗传素质的基础上，通过后天的环境、教育的影响形成的。

因此，我们应按照以上的方法不断地锻炼自己，渐渐地我们就会变得更加积极和乐观，也就会拥有更大的激情去面对工作和生活。

（四）应对"难缠"客户，见招拆招

在风电项目中，现场管理作为非常重要的一个环节，对现场管理人员的要求非常高。王晶作为一名有着三年工作经验的员工，已经对现场的调控非常在行。与业主沟通，不仅要将技术层面做到最好，还要让业主理解、满意。面对业务的种种要求和挑剔，王晶有时甚至有些不确定，质疑自己的工作，觉得工作压力非常大。

从《风电现场员工心理健康调查》的结果来看，"业主要求严格"是许多员工心理压力的来源。面对业主的挑剔与要求，与业主的沟通问题也为一些员工的工作带来了障碍。长此以往，员工甚至会质疑自己的工作价值。

"顾客是上帝"是服务行业工作的"最高宗旨"，也是我们听到的频率非常高的一句话。作为现场管理人员，工作中经常会碰到一些比较"难缠"的客户，他们甚至可能会提出一些不合理的要求。那么，如何更好地应对这些客户呢？我们可以从多个方面作好应对。

1. 初次见面，请多关照

俗话说，"万事开头难。"给客户留下深刻且良好的第一印象，无疑是给双方沟通打开了一个好的开端，也能达到事半功倍的效果。第一印象是指初次见面给人留下的印象，第一印象具有先入为主的特点，它不仅影响到对方对你的整体认知和评价，也会影响到后续的沟通进程。因此，与客户沟通，要从初次见面做起。

（1）领先一步，早作准备

机会总是眷顾有准备的人。在初次见面时，员工应养成早到5分钟的习惯。早到，不仅是对客户的尊重，而且也为自己赢得了准备的时间。提前到达见面地点，你可以事先熟悉见面的环境，同时选择一个合适的位置，以便能在第一时间内主动与客户打招呼。另外，在客户到来之前，最好预留一点时间重温客户的资料，并梳理初次沟通的重点，让自己提前进入谈话状态。一切准备就绪后，可先做几次深呼吸，以达到自信的状态，耐心地等待客户的到来。

（2）主动问好，微笑先行

主动向客户问好，一方面表现出自己的热情与自信，同时也表达了自己对待客户的态度——先做出沟通的姿态，为客户营造更好的沟通氛围。以谦恭热情的态度去对待对方，是叩开交际大门的第一步。如果能用自信而诚实的目光正视对方的眼睛，并对对方报以微笑，那么一定会给对方留下深刻的印象。

（3）自我介绍，加深印象

为了让客户在第一时间对你的容貌和名字形成绑定记忆，你需要在问好后进行自我介绍。巧妙的"自报家门"的方式不仅可以营造轻松的沟通氛围，而且还能让人印象深刻。心理学中有一种被称作"记忆联合"的方法，即把一件事与其他事连在一起记忆。初次见面的人可以利用这种方法加深他人对你的印象。比如，你姓张，便可以说："我姓，张飞的张，不是文章的章。"这样的介绍往往比说："我姓张，弓长张。"更具有记忆效果。

（4）投其所好，互相吸引

初次见面的人，如果能用心了解对方的兴趣，认同对方的观点，甚至能找出彼此的共同语言，变成"志同道合"的朋友，将能快速缩短双方的距离。在初次沟通中，可根据年龄、性别和生活状态等特点选择聊天的主题。比如，可以和中年男士谈健康和理财，可以和已婚女士谈孩子教育等问题。同时，少说多听，真正用心倾听对方说话，并将倾听后的感受积极地表达出来，随声附和，在谈话中可加入"真是这样吗？""你说的是……""为什么"之类的话，定能使对方的谈话兴趣倍增，乐于与你交谈。另外，如果能在谈话中，找到彼此兴趣的共同点，那么不仅能使初次谈话轻松愉快，同时也为你和他在工作之外，找到更多相处沟通的机会。

（5）注重分手的方式，好聚好散

无论双方沟通是否顺畅，客户都给了你展现自我的机会，你也因此多结识了一个朋友。"买卖不成，人情在。"在与客户会面结束的时候，如能将自己的感激之情用简短的语言表达出来，并握手送别，一定会给对方留下难以忘怀的印象。

2. 心理调整，换个角度看"刁难"

面对客户的无理要求或者指责，我们心里难免感到不舒服，也会有一些情绪。但不管你如何压抑自己，客户都能够感受得到你的抗拒。因此，你应该调整好自己的心态，用积极正面的眼光来解读客户传达的信息，就让事情得到更好地解决。

（1）将自我与工作角色分离

瑞士心理学家荣格认为，在不同的情景中，人会进入不同的角色，进而了解和感受各种角色，从而全面认识、接纳自己，找到心灵的平衡点。在这里，"找到心灵平衡点"的关键是，将每个角色与整个自我进行分离。比如，你上班的时候，是作为公司的成员而存在的，尤其是在与客户接触的时候，你是代表公司的形象。当客户因为公司的一些制度或产品而产生负面情绪，甚至责难你时，实际上是客户对产品一些问题的不了解。如果你能知晓这一点，感受就会不同。

想要做到顺利地将某个角色与整个自我进行分离，还需要不断地进行自我暗示。你可以在上班前给自己几分钟，在心里默念："从现在起，我只是工作的我，别人对我工作的刁难，不是对我个人的刁难。"也许刚开始的时候，你可能还不太适应，然而一旦熟练了，你就能自动地进行角色分离了。

（2）用"心"去沟通

当遇到客户抱怨，尤其是客户的抱怨明显违反了公司规定的时候，一般人的第一反应可能是打断客户的抱怨，并解释其中的理由，阐述公司的制度。然而这样做的结果是，往往不但不能使客户的怒火减少，反而如同火上浇油，让客户更加愤怒。之所以会出现这种情况，是因为双方所站立场的不同。你作为公司的一员，受过相关的培训，也必须遵守公司的规定；而作为客户却不一样，他是不需要遵守公司制度的。客户一旦看到自己的利益受损，就会感觉花钱买到的服务不够人性化、专业化，便会提出要求，而不管这是否超出了一名企业员工的能力范围。这时，巧用方法化解很重要，方法有以下几种。

① 倾听有方法。俗话说："听话听音。"对方话语中透露出的信息是什么？有什么价值？积极倾听显得尤为重要。许多矛盾和误会就是因为没听到对方话语背后的"玄机"而产生的。

倾听时需要注意以下四个步骤。

第一，眼神交流。通常在倾听之前，会和讲话者有一个眼神上的交流，表明你对发出信息者的充分关注。也就是告诉对方："我准备好了，你可以说了。"和别人沟通时，要经常用眼神交流，而不要东张西望，心不在焉。

　　第二，积极回应。通常回应的结果有三种：肯定的、拒绝的或者漠视的。无论是哪种结果，积极的态度很重要，应采取点头、微笑、鼓励的方式与对方交流。身体要略微地前倾，而不是后仰，这种积极的姿态表示你愿意去听，并且努力在听。因此，对方也会有更多的信息发送给你。

　　第三，准确理解。倾听的目的是为了理解对方全部的信息。当你没有听清楚或者没有理解时，需要及时向对方提出，请对方重复或者解释，这一点非常重要。

　　第四，学会发问。问答是沟通的重要形式。显然，既要问对了问题，还要让别人易于接受。一般问题有两种：开放式的和封闭式的。假如某项工作需要确认具体的责任人或时间点，那么你可以采取封闭式的提问，如"您的要求具体是什么？"等。

　　② 先安抚其情绪。在客户抱怨的时候，您需要真诚地倾听对方的抱怨，而不是一味地打断他。客户在情绪还没有完全宣泄完以前，是听不进去任何解释的。在客户看来，你的任何解释都是推脱责任的借口。这个时候，你可以多运用提问的技巧，比如，发生了什么事情？为什么会发生？这样的提问可以帮助你了解更多的真相，从而看清楚事情的本质。

　　另外，在客户抱怨的时候，给予及时的共情，让对方觉得你能够理解他，他的火气也会消得快些。如果你想象一下当自己遇到这种事情的时候，心情是什么样的，就能更加深刻地理解客户此刻的心情。

　　那么，如何把道理讲清楚，同时又不令客户厌烦呢？你可以参照下面的建议。

　　第一，不讲空话。无论什么道理，都很难"放之四海皆准"。很多的时候，说清楚道理很可能并无必要，因为大伙都知道那是显而易见的道理。人们需要的往往不是"什么"（what），而是"为什么"（why）和"怎么"（how）。所以你在向客户讲道理的时候，需要将重点放在"为什么"和"怎么"上。

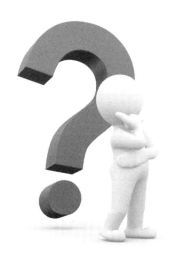

第二，摆明立场很重要。给人讲道理，是为了帮助对方。有时明明是显而易见的道理却遭到了抵触，那往往是因为没提前让对方明白"我跟你是同一条战线上的"。

让对方明白你们之间应该是"合作关系"，是"一伙"的，这是最重要的前提。说服工作的基础永远是信任。更多的时候，这件事也需要提前做大量的功课才行。

③ 感恩抱怨，表明"解决问题"的态度。虽然客户的抱怨给负责接待的你带来很大的压力，但是从另一方面来说，也能为公司的服务提升提供方向。当搞清楚事情的来龙去脉之后，应在力所能及的范围内提供帮助。如果问题超出你职责范围，不要向客户做任何自己可能无法兑现的承诺，而是应告诉客户事情的特殊性，承诺一定尽快联系相关部门解决，来表明你的诚意。相信客户在情绪宣泄完，情绪冷静下来的时候，就能够接受你的建议了。

3. 树立正确的工作价值观

工作价值观是指超越具体情境，引导个体对与工作相关的行为与事件进行选择和评价，指向希望达到的状态与行为的一些重要性不同的观念与信仰。

对于员工而言，我们倡导这样的工作价值观：核心工作价值观，做优秀的自己；辅助核心工作价值观，快乐地工作。

（1）核心工作价值观：做更优秀的自己

对于员工而言，树立太空泛的工作价值观，太远大的理想并不切实际，如"争做第一""努力成为比尔·盖茨第二"等。因为每个人的生活环境、教育背景、社会阅历及各项技能水平等都不相同，人与人之间，无法比较，不提倡盲目攀

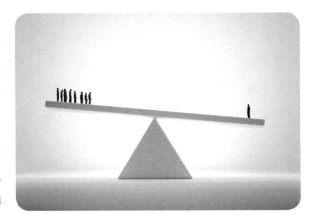

比。但你可以与自己的昨天比较，人总要不断进步，而"做更优秀的自己"的价值观念正是以此为出发点。这种角度会让你自身能更容易接受，也更容易找到自我价值感。

（2）辅助核心工作价值观：快乐地工作

把"快乐地工作"作为辅助工作价值观，目的在于与"做更优秀的自己"相辅相成，把引导的方向转移到工作上来，其最终目的是为了让自己能够积极、努力地工作。鼓励自身不断进步，去追求并发现自己的进步。

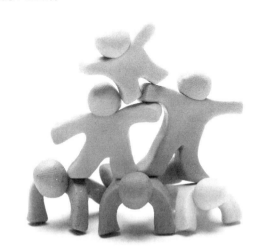

如何理解"快乐地工作"？

首先需明确一点，快乐与辛苦并不矛盾。工作是比较辛苦，但快乐与辛苦并不矛盾。在辛苦工作的同时，一些因素也能带来快乐，如融洽的员工关系、互助互爱的班风、争优的氛围、良好的班组成绩所带来的成就感、被尊重和重视、受到表现、自我成长等。

4. 完善自身，提升自我效能感

"自我效能感"是班杜拉提出的一个概念，是指一个人对能成功地执行任何特定行动任务的期待，也叫功效期待。换句话说，自我效能感是指个体能够成功地执行特定情境要求的行为的信念。自我效能感影响着个体的行为。如果评定了一个人的自我效能感，即让人们明确地预测成功地进行某一行动的能力，就能够预测他相关的行为。这表明，一个人关于胜任的自我知觉和他实际上胜任的行动的能力之间存在着密切的联系。因此，提高自我效能感具有很强的现实意义，那么如何能提高自我效能感呢？

① 不断给自己设立比较容易完成的目标和任务，在不断的小成功中提升自

己的自我效能感。大家都知道日本运动员跑马拉松的故事，他就是把整个行程分为一个个的小段。我们可以把跑完整个马拉松看做一次大的成功，分段跑完看做是一个个的小成功。这些比较短的路程比较容易完成，所以他就在不断的小成功中提高了自己的自我效能感，提升了自信，这样的话，马拉松跑起来也就不是那么困难、那么累，于是冠军也就不在话下。还要说的是，在设立目标的时候，不能设立遥不可及的目标，那样就会反复失败，反复的失败就会降低自己的自我效能感。

② 找到合适的比较对象，在比较中发现自己的特长和优势。一些人总是拿自己的短处去和别人的优点进行比较，于是就很容易产生自卑心理，发现自己没有优点。找到合适的比较对象就可以帮助你更好地认识自己，这样做，既有长处也有短处，既可以发扬自己的优点，也可以正确地认识自己的缺点，从而提升自己的自我效能感。

③ 深入分析自己之前成功和失败的原因，在进行正确归因的过程中，提高自我效能感。归因于自身能够控制的因素，在分析成功的时候，要更多地归因于自我努力；而在分析失败的时候，应归因于自己不够努力。

5. 提升自身能力，是关键

同样学习一项技能，有的人很快就上手了，但有的人则需要更长的时间才能掌握。另外，从掌握的水平上看，每个人也不尽相同。除了经验和责任心之外，学习能力是最重要的影响因素。看到这里，也许你头脑里会立刻出现"笨鸟先飞"这句至理名言。

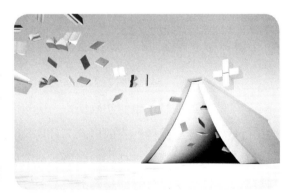

这句话说得确实不错，但如果能够找到学习的窍门，能减少你摔跤的次数，模仿"学霸"的学习模式就是个小捷径。

（1）学霸的小秘密：潜意识模仿

你要是问学霸："你怎么这么快就掌握了啊？"他自己可能也搞不清楚，就是一学就会啦！其实，社会心理学家们已经研究出来了。

我们每时每刻都在进行模仿学习，尤其是在接触一项新工作的时候。然而，有一种模仿没有外显的动作，以至于被很多人忽略。也就是说，当我们看到那些技能熟练的同事时，会在潜意识中自动模仿，将他们的言行举止已经被复制到我们的头脑中。当我们再做同样的事情的时候，就能调出之前头脑中的信息，更快地掌握。而能够调出多少信息则反映出一个人是否有学习的习惯。真正的学霸，不是胜在聪明，而是胜在习惯。这种习惯让他们一直处于厚积薄发的状态，一旦激活，将一发不可收拾。

（2）学霸模式练习关键点

在学校里，老师就经常教导我们，学习时不能眉毛、胡子一把抓，工作中的事情也是如此。想要成为工作中的"学霸"，就要遵循以下两点原则。

① 全：总体把握。在接触新工作的时候，不要期望一下子成为水平最高的那个，要先把握整体，在头脑中形成最一般也就是最粗略的表象。闭上眼睛，你就能把工作的流程和整体框架勾勒出来。一定要确认自己对整体的框架的理解是否正确。最好的办法是告诉老员工或者教授知识的领导自己的理解，并询问他们是否有不当或者缺漏的地方。

② 细：关键点和衔接处。细化就是需要清楚新技能中的关键点和衔接处。这里需要控制节奏，尽量有耐心地去找出你认为的难点和别人经验传授的难点。关键点是指，结合自己的练习和分析来判断这两个难点的共同之处。而衔接处则是那些你认为自己早已掌握，不是问题的细节，而往往就是这些细节，才导致你的学习速度变慢，甚至出现失误。

这是一个枯燥的过程，要学会苦中作乐，勿忘初心。这样不仅能找到学习动机，而且还能保持学习兴趣。

6. 处理好家庭关系，和幸福有个约会

张晓来公司工作已经两年了，但与家人长期分离；虽然有假期可以回家探望，但他总觉得那是杯水车薪，解不开他对家人的思念之情。尤其是最近他有个孩子，他时刻见到小宝贝的心情特别强烈。看着妻子期盼的眼神、宝贝天真的笑脸和父母逐渐老去的面容，张晓心里五味杂陈。

《风电现场员工心理健康调查》结果显示："与配偶和恋人两地分居""工作地点离家远""很长时间无法回家看望父母"等因素均为员工主要的压力源。对于风电的员工来说，因为工作的原因，他们不得不面对与亲人的暂时分离。对于他们而言，一面是对家的无比思念，另一面是无法陪伴家人的愧疚感，这往往会给他们带来不少心理压力，也在无形中降低了他们的幸福感。其实，既然不能用陪伴的方式守护家人，那我们就要更加用心、用正确的方法，来表达我们对亲人的爱和关心，即使远隔千里，也要让家人感受到满满的爱意，同时也缓解自己的心理压力！

（五）家人——距离再远也能亲密相守

1. 亲密爱人，伴你一生

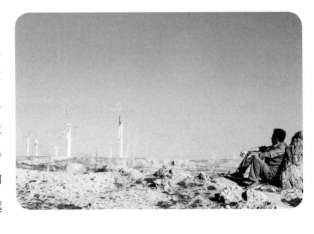

美国哈佛大学最受欢迎的人生导师泰勒·本·沙哈尔曾说过："幸福感是衡量人生的唯一标准，是所有目标的最终目标。"虽然我们都渴望得到幸福，但是现实的情况却是：我们越来越富有，但却越来越不幸福。

作为一个丈夫，不能经常陪伴妻子，心里会觉得内疚，觉得自己是一个不称职的丈夫。其实，爱不只是心动的感觉，更是行动的能力。不论你的工作多忙，

只要懂得巧妙利用时间展开"爱的行动",就能兼顾工作与爱情,让自己的另一半感受到浓浓的爱意。

（1）开诚布公地沟通

关于工作的问题,你应该把自己目前的状况和想法坦诚地告诉你的另一半,切不可隐瞒,要大方诚恳。如果因工作带给另一半困扰,则最好能够找机会补偿,对方会更容易谅解你。

做一个好的聆听者。当爱人遇到困难但没有你在身边时,她难免会心生抱怨。当她打电话向你抱怨的时候,就让她发泄吧,不要跟她吵,认真地听她倾诉比什么都好。在她诉说的过程中,要学会换位思考,体谅到她的心情,这样就不会对爱人的抱怨感到烦躁,你就会明白她的怨念都是源自对你的思念与爱,从而更加珍惜对方、包容对方。

其实,沟通在很多时候并不是单一的信息传递,而是感情的交流。可能你会感到每天打电话或视频不知道该聊些什么话题。其实,无论彼此交谈的内容是什么,即使是告诉她你今天吃了什么,下班路上看到了夕阳这样的小事,也是情感的有效表达。所以重点不在于说了些什么,而是传达了你对她的挂念。

（2）给她高质量的爱

和爱人是否能够维持亲密、和谐的关系,不仅仅是时间长短的问题,更重要的是"质量"问题。比如,你向另一半表达自己的爱与感激之意,甜言蜜语说得越明确,就越能让对方感受到你的价值。体贴的关键不在于时刻陪伴,而在于总是用心。爱是相互的,需要彼此的理解和经营。例如,打电话的时候你应该告诉她:"谢谢亲爱的帮我照顾好家人,你辛苦了!"每当听到这样的话,相信对方就是再苦再累,也会甘之如饴。

（3）经常分享心情和喜悦

平时里不能经常见面,只能通过电话联系,那么在电话里聊什么能缩短彼此间的距离感,让彼此更开心呢?我们都习惯报喜不报忧,那么应该报哪些喜呢?

你的工作得到肯定与奖励,你获得领导的表扬,在比赛中一定要获得了名次,和同事愉快的业余生活等，这些让人高兴的事，一定要让你的另一半与你一起分享。都说认真做事的人最美丽，传递过去这些正能量的信息，让她看到你认真工作的样子，知道你对待工作认真的态度，她一定会为你而开心、骄傲。你可以通过打电话、发短信、发照片、发工作小视频等方式，无论白天还是晚上，只要心里想到就立刻去做，和爱人360°无死角地去分享心情。即使不能陪伴在知心爱人的身边，也能感受到彼此心的陪伴。

4.书籍推荐：《男人来自火星，女人来自金星》

美国心理学博士格雷的畅销书《男人来自火星，女人来自金星》（见图3–11），为我们解开了男女相处的很多秘诀。在本书中，来自男女的处事方式、对待性的态度、激励方式、情感表达方式等方面的深入解析与专业指导，无疑会令我们受益颇深。

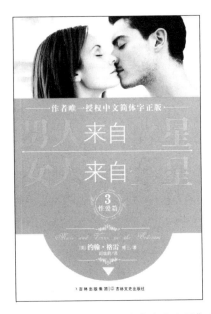

图3–11 《男人来自火星，女人来自金星》封面

2.孩子——陪他更好地成长

从呱呱坠地起，孩子便成为你生命中最宝贵的礼物。孩子的快乐与健康，是

藏在你心底深处的永恒话题。父母的两颗心交汇着浓浓的爱，流向同一个方向。孩子的成长，同时牵动着你和爱人的心。那么，应该如何更好地与孩子沟通？如何给孩子更好的爱呢？

孩子的成长是一个循序渐进的过程，他们不会在一朝一夕间就成为卓越非凡的榜样。如果你想让孩子过得幸福，莫过于给他一个良好的环境，让他体验和享受生活中的所有温暖、美好和幸福；而爱正是这个良好环境的基础，是给孩子的最好礼物。

无论孩子是刚出生，还是已经开始走出家庭，家长在孩子心中始终占据着特殊的位置。这个位置关乎血缘，更关乎朝夕相处的浓浓亲情。既然在孩子心中，家长的地位是独特的，家长更要学会用自己的爱、用科学的方式，给孩子一份独一无二的家庭幸福体验。

（1）不能和孩子说的十句话

每个家长都希望自己的孩子能够过得幸福快乐。为了让孩子拥有美好的将来，家长们宁愿付出一切。可作为家长，我们却可能在无意中，以"我爱你，我为了你好"的名义，带给孩子不易察觉的伤害。

下面的话，常常在我们的生活中出现，不知你是否也说过类似的话呢？

"你看你，怎么这么笨！"

当孩子没有达到家长的期望时，有的家长会不假思索地责怪。家长说这话时，带着善意，还夹着"恨铁不成钢"的味道，但对于孩子而言，这样的话却是损害自尊、自信、降低孩子自我评价的锐利武器。

"下次再这样，我就要你好看！"

孩子的世界很小，在他心里，家长就是他的天和地。这样的话，会让孩子产生恐惧心理，尤其是年龄较小的孩子，会对家长的话信以为真而丧失安全感。

"答应我，下次再也不许这样了！"

如果孩子做了违背常理的事，你首先要做的是了解他那么做的原因（多数情况下孩子的理由并非我们想象的那样），而不是逼孩子许诺。如果孩子习惯于无行动的承诺，那么任何承诺都将丧失其在孩子心中的意义。

"考第一，就给你买新……"

心理学研究发现，学习好的孩子，学习的动力多来自孩子的内部。经常用礼物的刺激作为孩子学习的动力，会将孩子的学习动力和兴趣外化，使孩子丧失对学习本身的兴趣。

"马上给我去……"

如果家长经常迫使孩子放弃正在做的事，而听从自己的命令，剥夺了孩子选择的机会，那么孩子在成长过程中就有可能丧失自主决定的能力。个人的成长，是不断摸索和实践的过程，个人的能力则形成于多次的练习之中。

"爸爸爱你，你想怎样就怎样。"

孩子总要长大成人，迟早会步入社会。家长的爱可以包容孩子的所有任性，可同学、老师、同事、朋友也会包容吗？因此，纵容会剥夺孩子潜在能力的发展机会，阻碍他成为能干、独立和会自我调节的人。

"以前是以前，这次不行！"

有的家长全凭自己的喜怒随意给孩子设定规矩，同样的行为赏罚不一。这样做，不仅会使孩子感到茫然，而且还可能让孩子丧失对规则的概念，长大后就难以适应社会。

"XX 可以，你怎么就不行？"

不少家长都是通过事情的结果来对孩子进行评判的，往往忽略孩子的个体差异。不同的孩子，具有不同的个性特点和能力水平，并且可能面临着不同的成长环境和条件。有的家长总希望自己的孩子能博采众长，出类拔萃，可是家长无休止的比较和指责只会让孩子丧失成功所带来的动力和快乐。

（2）培养与孩子之间的亲密感

风电一线员工由于工作性质的原因，与孩子相处的时间少，这必然会缺席他人生中很多重要的时刻，势必会对亲子关系产生影响。为了加强与孩子的亲密感，你可以尝试使用下面的一些技巧。

出门时，一定要跟孩子交代你离开的原因及要做的事情。这样做会减轻孩子对父母不在家突然性带来的恐惧和不安全感。当可以把父母不在家与一些孩子能接受的事情联系起来时，会让孩子觉得这并不可怕，他不会失去父母。

父母有一方不在家期间，要每天跟孩子通电话；如果条件允许，可以与孩子视频聊聊。如果父母有一方长期不在家的话，可以在离家前几天就开始晚上定时用视频跟孩子玩，让孩子明白，原来在电脑里也能看到父（母）亲，父（母）亲离开得并不远。

在离家期间的通话中，要表达出父（母）亲很想孩子，要让孩子知道父母很爱孩子。同时夫妻双方的部分亲密的通话也要适当让孩子听到，以创造温馨的家庭氛围。要让孩子了解到，父母虽然不在一起，但是非常相爱，家庭很稳固、幸福，使孩子更具有安全感。

父（母）亲外出回来，要给孩子带小礼物。让孩子明白，即使父（母）亲在外工作，但心里也仍然一直记挂着他。父（母）亲回到家后，通过高质量的陪伴要弥补父（母）亲不在家时所产生的空缺，可以陪孩子去他平日里最想去的地方，陪他学习做某件事情，要让孩子感觉每天很充实，同时，感受到父母用心的陪伴。

对于稍大一些的孩子，父（母）亲可以在去工作之前正式地与他进行谈话，告诉他父（母）亲不在家的日子要帮忙照顾家里，要做一个懂事的"小当家"。通过赋予责任感的方式来缓解离别的伤感，同时激励孩子的成长。

或许小孩子还没学会如何更好地去表达自己，所以不管多忙，父母一定要抽出时间用心、认真去倾听孩子内心的声音，了解、尊重孩子的想法，这样才能了解问题之所在，建立良好的亲子关系。

3. 父母——孝里有道

常回家看看是关爱父母最有效的手段，但却也是我们常常最难实现的一种愿望。但是，爱父母在于用心。无论你在哪儿，常打电话并不困难，爱的品质不会

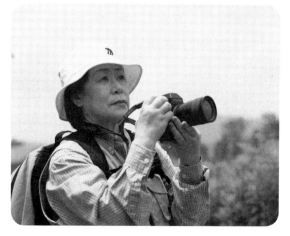

因为距离而改变。其实，对于子女来说，最关键的问题不是能否常回家看父母，而是要懂得怎样向自己看成的父母传达爱。

（1）和他们一起回忆

打电话说什么能让父母舒心呢？父母年纪大了，爱回忆过去的事情，他们的年轻往事，你的童年趣事，都是他们人生中如数家珍的珍贵记忆。你可以做一个好的倾听者，也可以跟他们一起回忆。回忆的是故事，响起的是欢笑，交流的是情感，陪着父母回忆就是与他们联络感情最好的方式。

（2）和父母像朋友一样交谈

随着年龄的增长，我们和父母交谈的内容也在逐渐地缩小，偶尔我们会觉得和父母没什么话题可说。很多人说，这就是"代沟"，不可逾越的"代沟"。父母年龄大了，不再工作，思维和反应的速度逐渐减缓，对外部世界的关注相比我们要相差很多。所以，在与父母对话时，可以和你的父母像朋友一样谈论体育、娱乐、当地新闻事件、国内外形势等。耐心地给他们讲解不明白的事物，带着他们去理解你的世界，让他们感受到你的见识和你的成长，同时也让他们保持与社会的同步。当然，你也可以跟他们聊他们喜欢、擅长的东西，不明白的地方可以尽情地向他们请教，让他们讲给你听，相信你这样做一定会让他们信心满满，心里美滋滋的。

（3）让父母了解现在的你

在网上流传着这样一篇文章，只有三句话，却让很多人感动得泪流满面：小时候，他们包办你的生活；再大一点，他们参与你的生活；现在，他们只想了解你的生活。

你的长大，也意味着离父母越来越远。风电的很多员工跟父母在不同的城市生活都已经有若干年了，父母的生活也许还是没变，但你却一直在改变。父母或多或少已经不了解你和你的生活了。你应该做的事情是，常与父母联系，向父母展示真实的你，让父母了解你的工作、生活和内心，你需要与父母建立爱的联结。

（4）鼓励父母去完成他们的心愿

父母年纪大了，退休以后闲暇的时间也多了，突然拥有了大把可以自己支配的时间，他们一时间可能不知道该做些什么，很多人可能为此而感到沮丧。因此，让父母培养爱好，以寄托精神非常有必要。作为子女，我们要鼓励和帮助父母发现他们内心积极的愿望。当父母决定去完成他们的愿望、积极地去过自己的生活时，他们就会迅速地变得朝气蓬勃。父母对子女的依赖减少了，子女的愧疚感也会减少。我们与父母的关系重新回归到两个成年人之间的关系，各自拥有自己的健康生活，同时分享彼此的生活。

（5）远距离也能听父母的唠叨

"树老根多，人老话多。"随着父母年龄的增长，他们会有很多向我们抱怨或嘱咐的话。唠叨是人精神老化的表现形式。对于老人的唠叨，做儿女的即便不愿听，也要装着听，这是对老人的一种尊重，也是一种孝道。老人家总是把话闷在心里，憋在口中不说，这样长期下去对老人们的身心健康极为不利。善待老人的唠叨，给老人心理上莫大的安慰，是保证老人快乐长寿、增进亲情的重要方式。既然做不到"常回家看看"，那么就常打个电话回家吧，听听老人们琐碎的唠叨，这些唠叨都是他们关爱的表达，你乐呵呵地聆听，就是对他们最大的慰藉。

（6）在有限的时间里多拥抱父母

肢体语言，特别是身体接触是沟通情感的一种有效方式，一般发生在亲密个体之间。孩提时代，我们享受着父母无私的拥抱和爱抚带来的安全、健康和快乐。在我们长大成人向父母尽孝时，却常常忘记这种最为传统和珍贵的表达方式，而代之以鲜花、礼物和金钱。其实，我们有时候只需给父母一个拥抱，给一个释放对他们的爱的通道。这个拥抱胜过千言万语，父母会感到无比满足和幸福。

第四章 照顾好我们的"胃"

一、全员篇：风电一线全员营养膳食指导

（一）注重食物多样

虽然每一种食物都有自己的营养特点，但是没有一种食物能给我们带来全面的营养素。因此，如果想通过食物来获得机体所需要的营养，就要食物多样化。每天要吃多少种食物才能算多样化呢？大概30种。但是我们风电一线员工要实现每天吃30种食物是有困难的，那么折中一下，每天也要保证14种食物才能达到膳食均衡。这14种食物要尽可能地涵盖粮谷类、肉蛋奶类、蔬果类和大豆类等。这样，风电一线员工不但能够获得更多的营养素，而且还能使某些营养素的吸收利用率提高。

（二）粗细搭配吃主食

谷类包括米、面、杂粮和杂豆等，是构成饮食的基础部分，能提供充足的能量、碳水化合物、B族维生素、膳食纤维等。其中，碳水化合物也是我们大脑能够正常运行所必须的营养素。

1. 风电一线员工主食食用现状

在调查中我们发现，风电一线职工基本用精米精面做主食，但精制的米、面在加工过程中去掉了很多营养成分，所剩的部分主要成分为淀粉，其他营养素含量很低。调查显示，谷类中以米饭的食用频率最高，面食略少，粗杂粮及杂豆类食用频率比较低，见表4-1（1～4）。

表4-1（1）　米饭选择

米饭	每天吃	3～5次/周	1～2次/周	<2次/月
比例（%）	76.5	17.0	4.3	1.8

表4-1（2）　面食选择

面食	每天吃	3～5次/周	1～2次/周	<2次/月
比例（%）	26.0	21.0	47.2	5.5

表4-1（3）　杂粮选择

杂粮	每天吃	3～5次/周	1～2次/周	2～3次/月	<2次/月
比例（%）	3.2	10.4	14.9	43.9	25.9

表4-1（4）　杂豆类选择

杂豆	每天吃	3～5次/周	1～2次/周	2～3次/月	<2次/月
比例（%）	2.9	25.0	40.7	9.5	21.1

我们吃的精白米、精白面是经过精细加工得到的，加工时要去掉谷皮、糊粉层、谷胚后，只剩下胚乳部分，营养素流失非常多，尤其是维生素B1、膳食纤维，这也是现在社会人们普遍缺乏的两种营养素。假如膳食纤维摄入不足，就可能会造成便秘、增加血脂异常、糖尿病的风险；缺乏维生素B1可能造成胃肠蠕动减慢、多发性神经炎等。因此，我们在主食的选择上要注意减少精米精面的摄入。见图4-1。

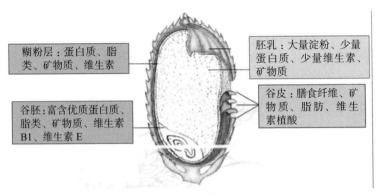

图 4-1 全谷类食物各部分营养特点

2. 小策略

（1）主食要粗细搭配，减少精米精面的比例，增加粗杂粮的比例。粗杂粮的量要占到主食量的 1/3 ~ 1/2。

（2）什么是粗杂粮？粗杂粮主要分为以下四类：全谷类食物，如燕麦、荞麦；加工精度低的米面，如糙米、全麦粉；杂豆类，如红小豆、绿豆和芸豆；薯类，如土豆、红薯和山药等。

（3）因为过多的粗杂粮中膳食纤维、植酸会影响一些营养素（钙、铁、锌等）的吸收，所以在控制粗杂粮的进食量的同时，应多吃富含维生素 C 的新鲜蔬菜和水果，以促进钙、铁等营养素的吸收。

（4）粗杂粮要保证彻底加工成熟，还可以多采用发酵的方式，如可以制作杂粮发糕、杂粮馒头等。因为谷类经微生物发酵后，产生的植酸酶会分解一部分植酸，可以避免营养素吸收的障碍。

（三）每天坚持吃蔬菜和水果

蔬菜和水果能量低、水分多，能够提供丰富的维生素 C、矿物质、膳食纤维和植物化学物质。中国营养学会建议成年人每天食用 300 ~ 500 克蔬菜，其中最好有一半深色蔬菜；每人每天食用水果 200 ~ 350 克。调查结果显示，大部分人能够每天吃蔬菜，而每天吃水果的人却较少。

1.蔬菜水果的调研现状

（1）每天吃蔬菜和水果的调查，见表4-2（1）。

表4-2（1）　蔬菜和水果的选择

	每天吃蔬菜	不吃蔬菜	每天吃水果	不吃水果
比例（%）	92.1	7.6	15.5	84.2

在对风电一线各工作区域的统计中，员工能否做到每天吃蔬菜、水果的情况，见表4-2（2）。

表4-2（2）　蔬菜和水果选择

工作区域	是（蔬菜）（%）	否（蔬菜）（%）	是（水果）（%）	否（水果）（%）
东北（155人）	83	27	28	72
哈密（95人）	91	9	5	95
华北（221人）	94	6	19	81
华东（59人）	97	3	8	92
华南（32人）	100	0	0	100
华中（43人）	98	2	2	98
西北（112人）	93	7	0	100
西南（79人）	99	1	8	92
新疆（79人）	91	9	25	75

绝大多数职工能够做到每天吃蔬菜，但是不能做到每天吃水果。这可能与个人习惯、食用条件有一定的关系。

不同的蔬菜各有特点，含有的营养素也不尽相同。选择蔬菜最好种类多样，尤其应多选择深色蔬菜。蔬菜的品种选择，调研情况如下。见表4-3（1～5）。

表4-3（1）　叶菜类选择

叶菜类	每天吃	3～5次/周	1～2次/周	＜2次/月
比例（%）	19.8	25.2	51.9	1.8

表 4-3（2） 瓜茄类选择

瓜茄类	每天吃	3～5次/周	1～2次/周	2～3次/月
比例（%）	8.9	33.4	53.7	2.2

表 4-3（3） 椒类选择

椒类	每天吃	3～5次/周	1～2次/周	＜2次/月
比例（%）	18.8	29.3	48.5	3.2

表 4-3（4） 根茎类选择

根茎类	每天吃	3～5次/周	1～2次/周	2～3次/月	＜2次/月
比例	7.9	29.5	55.2	3.9	2.6

表 4-3（5） 花菜类选择

花菜类	每天吃	3～5次/周	1～2次/周	2～3次/月	＜2次/月
比例（%）	3.3	18.9	33.2	36.8	7.3

2. 蔬菜、水果食用小策略

蔬菜具有能量低、水分含量丰富、维生素与矿物质含量丰富，是膳食中膳食纤维、植物化学物质（类黄酮、叶绿素、叶黄素、番茄红素、大蒜素和植物多糖等）的重要来源。每天吃蔬菜是非常必要的，每天要保证食用蔬菜300～500克，这个重量是摘洗干净、准备加工的蔬菜的重量。

选择蔬菜品种要齐全。蔬菜可以分成很多类，如叶菜类、根茎类、瓜茄类、鲜豆类和菌藻类等。每个种类的蔬菜营养特点不同，应争取更多地摄取蔬菜的种类，从而获得更全面的营养素。

叶菜类蔬菜富含维生素C、β-胡萝卜素、维生素B2、叶酸、维生素K、钾、钙、镁、铁和膳食纤维等，是植物化学物质的"宝库"，如类黄酮、叶绿素和叶黄素等。每天摄取的蔬菜中应该有一半是绿叶菜。

根茎类蔬菜富含维生素、矿物质。胡萝卜中β-胡萝卜素含量丰富，居各种食物之首；大蒜、洋葱、芋头中微量元素硒的含量高，具有抗氧化的作用；萝卜、胡萝卜、牛蒡和洋葱含有低聚糖，有促进肠道健康、增强抵抗力的作用；洋葱、大葱和大蒜等都具有刺激气味，此类食物含有含硫化合物，具有调节血脂、抗氧化的作用。

瓜茄类蔬菜茄果类，如番茄、茄子和辣椒等是仅次于绿叶蔬菜的一类营养、保健价值俱佳的蔬菜。富含维生素 C、β－胡萝卜素、维生素 B2、钾、铁、锌、硒、膳食纤维、类胡萝卜素（番茄红素）、多酚（类黄酮）等 营养物质。

鲜豆类蔬菜如毛豆、四季豆和豌豆等，此类蔬菜的蛋白质含量高于其他蔬菜。其中，毛豆的膳食纤维含量居于蔬菜之首。

菌藻类蔬菜中的海带、紫菜和裙带菜等海藻类含有大量的碘。菌藻类蔬菜中还具有明显的保健作用，它们含有丰富的多糖类物质。如香菇多糖、黑木耳多糖、褐藻多糖等，具有提高免疫功能、抗肿瘤、降血脂的作用。

应多选择颜色深、颜色鲜艳的蔬菜。在植物性食物中含有一种非营养的活性物质，叫做植物化学物质。它们具有提高免疫力、抗氧化、防癌、调节血脂的作用。这些植物化学物质有：类黄酮、叶绿素、叶黄素、番茄红素、大蒜素、植物多糖等。由于富含这些物质的蔬菜、水果的颜色基本都是深绿色、红色、橙色、黄色的，所以吃蔬菜和水果要多吃颜色深、颜色鲜艳的。

蔬菜含有很多水溶性维生素（如维生素 C），易溶于水，而且有的怕热，所以在处理、加工和烹调过程中就要注意保护这些维生素。例如，先洗后切、急火快炒、开汤下菜、即炒即食、勾芡、加醋、尽量生吃等。

水果除了含有和蔬菜很相似的营养素之外，还含有一种有机酸，也就是使水果呈现酸酸味道的物质。有机酸不仅可以促进消化液的分泌而促进食欲助消化，而且还有利于维生素 C、铁等营养素的吸收。这也是建议大家每天吃水果的原因。

蔬菜和水果不能相互替代，每天既要吃蔬菜又要吃水果。这是因为蔬菜中的矿物质和维生素含量普遍超过水果，营养价值高于水果；蔬菜在膳食中的摄入量大，提供了大部分的膳食纤维、维生素 C 和胡萝卜素；而水果因不经过烹调加工，营养损失较少；水果中还含有有机酸和芳香物质，有利于提高食欲、改善消化和吸收。

（四）大豆、奶类每天不可少

1.豆类饮食现状

大豆及其制品可提供优质蛋白质、钙、钾 、B 族维生素等营养素，是优质的植物蛋白来源，还含有多种有益健康的生物活性物质，有预防一些慢性病的作用，所以建议每天吃大豆或大豆制品。此次调查显示，多数人每周能食用 1～5 次豆制品，情况如下所示。

在豆制品选择中，有 875 人正确填写，见表 4-4（1）。

表 4-4（1）　豆制品的选择情况

豆制品	每天吃	3～5 次 / 周	1 次 / 周	从来不吃
比例（%）	10.4	40.4	43.6	5.5

风电一线各工作区域情况和总体统计情况相似，见表 4-4（2）。

表 4-4（2）　各工作区域职工豆制品的选择情况

工作区域	每天吃（%）	3～5 次 / 周（%）	1 次 / 周（%）	从来不吃（%）
东北（155 人）	6	21	96	3
哈密（95 人）	2	27	16	4
华北（221 人）	10	31	31	1
华东（59 人）	20	73	7	0
华南（32 人）	0	84.4	15.6	0
华中（43 人）	14	81	5	0
西北（112 人）	14	41	38	7
西南（79 人）	15	68	15	1
新疆（79 人）	15	29	38	18

2.应对豆类饮食小策略

大豆中富含完全蛋白，消化吸收率高于其他植物性食物；大豆低聚糖可以促进肠道健康；大豆磷脂、大豆皂甙、植物固醇有预防心脑血管疾病的作用；含有丰富的钙，是膳食钙的较好来源。提倡大家每天都要吃大豆或大豆制品。

中国营养学会建议，成年人每天吃 40 克大豆及其制品，相当于 200 克豆腐、80 克豆腐干、30 克腐竹、700 克豆腐脑或 800 克豆浆。

购物不方便的地方，可以准备豆浆机，每天榨制豆浆。大豆包括黄豆、青大豆、黑大豆等油脂性豆子。

3.牛奶饮用现状

牛奶是人体钙的最佳食物来源，可提供优质蛋白质、多种维生素，是营养非常全面的一种食物。目前，中国营养学会建议，成年人每天应饮用奶或奶制品 300 克。调查显示，能做到每天饮牛奶的人非常少，仅占 2.2%，还有部分人从来不喝牛奶。大部分人一周中偶尔喝几次，同时饮奶数量也不足。

牛奶的选择中，有 875 人正确填写，情况见表 4-5（1）。

表 4-5（1） 牛奶的选择情况

牛奶	每天喝	从来不喝	一周 2 次以下	一周 3～5 次
比例（%）	2.2	5.7	47.8	44.1

牛奶数量的选择中，有 488 人正确填写，情况见表 4-5（2）。

表 4-5（2） 牛奶数量的选择情况

牛奶数量	一袋（盒）	一袋（盒）以上
比例（%）	54.8	0.8

4.牛奶饮用应对小策略

牛奶是人体中膳食钙的最佳来源，是预防骨质疏松症的首选食物。喝牛奶还能补充我们每天所需要的优质蛋白质，因此建议每个人每天喝 300 克牛奶。

有些人喝奶类后会出现腹痛、腹泻、恶心和呕吐等症状，这叫做乳糖不耐症。由于奶类中含有丰富的乳糖，乳糖进入消化道就会被相应的乳糖酶分解之后才能被机体所利用，可是一部分人由于一些原因体内的乳糖酶活性很低或者缺乏，无法分解乳糖，因此就会出现上述现象。遇到这种情况的应对策略是：第一，喝酸奶；第二，喝低乳糖牛奶（如营养舒化奶）；第三，少量多次喝牛奶的，慢慢增加一次性喝牛奶的量，慢慢激活乳糖酶。

应购买正规品牌的奶制品。如果从养殖户那里直接购买鲜牛奶，一定要慎重。因为这样的牛奶没有经过消毒，还可能存在一些奶牛体内的病菌，很容易对身体造成伤害，所以建议购买正规商家销售的合格牛奶。

（五）肉类、蛋类摄入要适量

1. 肉类和蛋类食用现状

肉类含有优质蛋白质、维生素及较丰富的矿物质，消化吸收率也较高。每天应摄入 2～3 两肉类食物以满足身体需要。调查显示，不同肉类的消费频率有较大区别，可能与地区消费习惯及饮食习惯有关。其中，畜肉类的食用频率较高，其次是禽肉类，水产类食用频率较低。详见表 4-6（1～3）。

表 4-6（1） 畜肉类的选择情况

畜肉类	每天吃	3～5 次 / 周	1～2 次 / 周	2～3 次 / 月	<2 次 / 月
比例（%）	21.3	26.2	49.3	1.8	1.1

表 4-6（2） 禽肉类的选择情况

禽肉类	每天吃	3～5 次 / 周	1～2 次 / 周	2～3 次 / 月	<2 次 / 月
比例（%）	2.5	17.2	63.2	8.1	8.1

表 4-6（3） 水产类的选择情况

水产类	每天吃	3～5 次 / 周	1～2 次 / 周	2～3 次 / 月	<2 次 / 月
比例（%）	2.6	7.5	26.0	25.7	37.8

2. 肉类和蛋类应对小策略

肉类选择要适量，虽然肉类中含有人体所需要的优质蛋白、铁、维生素 B12 等营养物质，但是同时还含有较多的脂类，如果过量摄入就会造成能量过剩，这是导致高血压、高血脂和肥胖的原因。所以每天不管是畜肉、禽肉还是鱼肉，加起来食用类不要超过 3 两。

肉类种类要选好。我们可把肉类分成畜肉（猪、牛、羊等）、禽肉（鸡、鸭、鹅等）、水产类（鱼、虾等），由于这些肉类的脂肪含量、脂肪酸种类不同，在摄入时首选的是水产类，其次是禽肉，最后是畜肉。

虽然畜肉作为最后的选择，但不能不吃。因为畜肉是人体中铁元素的最佳来源，所以每天也要适量吃一些。肉类烹调尽量避免油炸、熏烤的方式。因为这样的烹调方法会产生一些对身体有害的物质，应尽量选择蒸、煮、炖的烹调方式。如果偶尔选择油炸、熏烤的方式，那么同时要多吃一些富含维生素 C 的新鲜蔬菜和水果。

3. 鸡蛋食用现状

鸡蛋是优质蛋白质的最佳来源，它还同时富含多种营养物质，具有烹调简单、食用方便等优点。现场了解发现，在风电一线员工的早餐中提供了鸡蛋，但一些员工并没有选择。调查也显示，不吃鸡蛋的人占绝大多数。为提高饮食质量，每人每天最好能吃 1~2 个鸡蛋，鸡蛋尤其适合在早餐食用。详见表 4-7。

表 4-7　鸡蛋的选择情况

鸡蛋	吃	不吃	早餐食用	午餐食用	晚餐食用
比例（%）	20.8	79.2	19.2	0.6	0.1

4. 鸡蛋食用小策略

在肉类正常摄入的情况下，每人每天吃一个鸡蛋是非常必要的，它可以使人获得优质蛋白、卵磷脂、脂溶性维生素等。如果体力消耗较大，肉类摄入没有保证，那么每人每天可以吃两个鸡蛋。对于血脂异常的人群，隔天吃一个鸡蛋也是非常必要的。

食用鸡蛋首选水煮的方式，这样人对鸡蛋的吸收利用率最高，其次是蒸蛋羹，最不提倡的就是煎蛋。尽量减少腌蛋、松花蛋的食用频率。经常食用腌蛋和松花蛋会使人摄入更多的盐，对于控盐不利。新鲜的鸡蛋营养素含量最高，而鸡蛋久置会使营养素流失很多，所以购买鸡蛋要适量，应做到常吃常买。

（六）合理选择调味品，控制烹调油用量

调味品、烹调油的使用可以使我们的食物变得更加美味，但是我们不能一味地添加，因为其中的油脂、盐在超过限量后，会给我们的身体健康造成威胁，如超重、肥胖、血脂异常、高血压等。

1. 现状

此次调查问卷没有涉及调味品、烹调油用量的调查，因为职工用餐基本都是在集体食堂或有专人管理，所以无法确定每个人具体的用量。在现场调查中，我们了解到，集体食堂的厨师在限盐、限油这方面的意识并不是很强。尤其是项目组自己聘请的厨师也会忽略限盐、限油，而是想让饭菜更加美味。我们应该在保证风电一线员工营养摄入充足、促进身体健康的前提下，来完善饭菜的味道。

2. 对策

烹调油在膳食中的地位是非常重要的，它可以改善饭菜风味，可以给我们的机体提供能量、必需脂肪酸来维持身体正常的生理活动，还能促进脂溶性维生素（维生素 A、维生素 D、维生素 E 和维生素 K）的吸收。但必须要注意烹调油的用量，每人每天不要超过 30 克，相当于喝汤的小瓷勺 3 勺。为了控制烹调油的用量，应尽量采取炖菜的烹调方式。

烹调油要选择植物油。尽管动物油能在饭菜的口味上增色不少，但是由于动物油所含有的脂肪酸大部分为饱和脂肪酸，如果摄入过多，就会增加我们高血压、高血脂等疾病发生的概率。因为我们在吃动物肉的时候就已经摄取了足够的饱和

脂肪酸了，所以没有必要再把动物油作为烹调油使用。

烹调油要选择合格品牌。在烹调油的加工过程中，要经过油料筛选、去除杂质、油脂提取、油脂精炼的过程，要保证油脂的品质安全就要在油料的选择、油料的处理上把好关，要选择合格品牌的烹调油。

烹调油要合理储存。我们食用的植物油中含有很多脂肪酸，其中大部分为不饱和脂肪酸。它们很不稳定，受到高温、潮湿、光照的影响会发生油脂酸败，会出现我们经常说的"哈喇味"，这会给我们的身体健康带来不必要的麻烦。所以应将烹调油放在低温、避光、干燥处，油桶要密封。

烹调油要搭配着吃。因为我们吃植物油要摄取不同种类的脂肪酸，尤其是不饱和脂肪酸，其中包括单不饱和脂肪酸（n-9 系列）、多不饱和脂肪酸（n-6 系列）和多不饱和脂肪酸（n-3 系列）。由于每种脂肪酸对我们身体的影响都是不同的，每种油所含有的脂肪酸的种类、数量也都不尽相同，所以我们要靠增加植物油品种来实现全面摄取 n-3 系列、n-6 系列和 n-9 系列脂肪酸。见表 4-8。

表 4-8　各种植物油富含营养元素一览表

富含 n-3 系列脂肪酸的植物油	富含 n-6 系列脂肪酸的植物油	富含 n-9 系列脂肪酸的植物油	富含 n-6、n-9 系列脂肪酸的植物油
亚麻籽油、紫苏油	大豆油、玉米油、葵花籽油、小麦胚芽油	橄榄油、山茶油	花生油、低芥酸菜籽油、芝麻油、米糠油

如使用大豆油作为主要烹调油，就可以选择亚麻籽油或者紫苏油、橄榄油或者山茶油作为辅助用油，如拌凉菜、做汤等。

如使用花生油作为主要烹调油，就可以选择亚麻籽油或者紫苏油作为辅助用油。但要注意，亚麻籽油或者紫苏油是怕热的，最好不要经过热加工后食用。

如果因油炸食物而导致较多的剩油，首先应把这些剩油静置后，除去杂质后放置于能够密封的容器中，如玻璃容器；之后，再放于冰箱中，下次使用时再取出。但是要避免剩油再次油炸，可将其用于拌凉菜、做汤、拌饺子馅、炖菜等。

要控制食用盐的量。由于大量摄入盐会给身体健康带来很多影响，如加重高血压的发病风险，过量的盐的摄入还会损伤胃黏膜，还可能引起胃病甚至胃癌，所以控盐非常重要。每人每天盐的摄入量应在 6 克以下，相当于一啤酒瓶盖的量。

其实，我们说的 6 克盐，不仅仅是能够看到的盐，还包括了很多调料、食物中的看不到的盐，如在酱油、醋、味精、鸡精、料酒、咸菜、酱、加工类肉制品、坚果等食物中都含有隐形盐。因此，我们也要限制以上调料和食物的摄入量，这也是控盐的重要措施。

在烹调中，尽量不要加糖。因为糖可以掩盖盐的咸味，所以我们还可以用一些具有特殊味道的蔬菜（番茄、洋葱）、调味品（胡椒粉、八角、花椒等）来增加饭菜的风味，这也是限盐的方法。

（七）合理分配三餐，适当补充零食

一日三餐是营养摄入的主要途径，规律、高质量的三餐是健康的保证。在这次调查中，风电一线职工的一日三餐供应都能保证，但是也存在一些问题。

1. 现状

（1）早餐

大部分员工能够保证按时吃早餐，但早餐的食物种类比较单一。少数人早餐时间不准时，有可能还吃不上。这对于一线员工一天的精力、体力都会产生不良的影响，致使他们容易出现低血糖，影响工作甚至带来危险。早餐情况见表 4-9（1）。

表 4-9（1）　员工早餐情况一览表

早餐	准时	不准时	不准时但能吃上	不准时也不一定能吃上
比例（%）	74.7	13.1	3.3	8.7

（2）午餐

因为工作环境和性质，风电一线员工午餐的准时率较低，并且有部分一线员工可能无法正常吃到午餐。长此以往，一线员工容易出现消化系统疾病，也会影响员工工作时的状态。午餐情况见表 4-9（2）。

表4-9（2） 员工午餐情况一览表

午餐	准时	不准时	不准时，但能吃上	不准时，也不一定能吃上
比例（％）	30.9	15.8	15.5	36.5

（3）晚餐

风电一线员工晚餐准时率不高。由于工作原因，大多数人吃晚餐时间较晚。现场了解发现，晚餐内容较丰富，无论食物热量还是种类都是全天最多的。同时，因为一些员工早餐、午餐质量较差，因此他们的晚餐一般会进食较多。员工的进食时间较晚，与其入睡时间较近。这样不但影响睡眠，增加胃肠道负担，而且长期这样还会增加超重、肥胖和高血脂等慢性病的风险。晚餐情况见表4-9（3）。

表4-9（3） 员工晚餐情况一览表

晚餐	准时	不准时	不准时但能吃上	不准时也不一定能吃上
比例（％）	34.7	14.3	46.9	3.5

2. 对策

（1）合理分配三餐能量

如果一日三餐能够按时就餐的职工，可以把一日三餐的能量分配为：早餐30％、午餐40％、晚餐30％。

如果一日三餐不能按时就餐的职工，可以把一日三餐的能量分配调整为：早餐35％、午餐40％、晚餐25％。为了不增加员工的消化系统的负担，不影响其睡眠，如果晚餐的时间过晚，员工最好是只吃七八成饱。

（2）合理分配三餐时间

三餐分配时间以早餐6：30～8：30、午餐11：30～13：30、晚餐18：00～20：00为宜。如果不能保证午餐和晚餐的就餐时间，那么一定要确保员工们早餐能够按时就餐，以确保上午能够正常工作。

（3）合格的早餐

一日之计在于晨。早餐要为一线员工开启新一天的工作加满油。如果员工长期不吃早餐，就会造成其注意力不集中、工作效率降低、低血糖，甚至还会有胆结石的危险，所以早餐一定不能马虎。合格的早餐应该是这样的：一杯牛奶或豆浆、一份主食、一份蔬菜、一个鸡蛋；如果有条件，应再加一个水果。

（4）午餐要吃好

员工们一上午紧张的工作结束后，需要补充能量为下午的工作做准备，所以午餐起到承上启下的作用，一定要吃好。主食、蔬菜、肉蛋类是最基础的组合。还要做到合理搭配，如饭中有豆（主食粗细搭配）、菜中有叶（每人每天保证摄入一斤蔬菜，其中有一半是绿叶菜）、肉中有菇（肉类和菌类是非常完美的搭配，除了各自的营养特点外，还会起到互补的作用）、汤中有藻（如海带、紫菜等）。

（5）晚饭要简单、适量

晚饭后活动量减少，而且离睡觉时间非常近，如果晚饭非常丰盛、吃得过饱会影响睡眠，而且还会造成能量过剩，这就是晚饭要简单、适量的原因。但简单并不代表简陋，合格的晚饭也要有一份粗细搭配的主食，一份清炒的蔬菜，一份优质蛋白质（如豆制品或清蒸鱼等）。晚饭适量，要七八成饱（饭后没有强烈的饱腹感）。如果有时间，饭后一小时最好可以做一些适当的运动，如快走、慢跑等。

（6）选择合适的零食当加餐

由于现场工作人员的午餐和晚餐时间都不固定，一般两餐间隔都要超过6小时。为了不影响身体健康，而且还能继续完成好工作，就需要选择适当的零食当加餐。由于现场条件所限，可以选择水煮蛋、面包、牛奶、坚果、饼干等作为临时补充。如遇到高寒天气，可以带一个保温杯子，里面放好热的杂粮粥，粥要适当黏稠一些。这样员工吃下去会有明显的饱腹感，而且还不会由于温度过低而刺激胃肠道。

（八）饮水要足量，饮酒应适量

水是生命的源泉，水对于我们的生命是非常重要的。它不但参与构成我们人体的重要成分，而且还参与着我们机体的一些生理活动，如营养物质的转运等。有一句话足以说明水对于人体的重要性：人可一日无食，但不可一日无水。如果缺水，轻则引起口渴少尿的现象，甚至还会出现乏力、烦躁、体温升高、血压下降、泌尿系统结石，重则还会有生命危险。所以足量饮水对于我们来说是非常重要的。

1. 饮水现状

这次调查显示，大多数人没有主动饮水的习惯，能够自觉、有规律喝水的人只占不到14%；大多数人没有主动喝水的习惯；还有1.8%的人基本不喝水；多数人饮水量不足，尤其现场工作人员。见表4-10（1）。

表4-10（1） 风电现场员工饮水调查表

工作场地	500毫升以内	600～1000毫升	1000～2000毫升	2000～4000毫升	4000毫升以上
现场工作	11%	56%	29%	4%	1%
室内工作	13%	30%	52%	5%	1%
两者兼顾	9%	53%	31%	5%	2%
其他	9%	45%	36%	9%	0

风电现场员工饮水种类情况见表4-10（2）。

表4-10（2） 风电现场员工饮水种类调查表

	白开水	瓶装水	生水	碳酸饮料	果汁饮料	凉茶饮料
比例（%）	2.6	86.8	11.9	33.8	35	18.5

成年男性每天至少需要饮水1700毫升，成年女性每天至少需要饮水1500毫升，如遇到高温、高寒等恶劣天气，现场工作人员每天的饮水量至少应在3000毫升以上，但是在现实中真正能做到的不足4%。

2. 饮水对策

（1）每天足量饮水

在室内工作，男性每天至少要饮水 1700 毫升，女性每天最少要饮水 1500 毫升，如遇干旱、高温等恶劣天气还要适当增加饮水量。现场工作者，每天饮水至少 3000 毫升，如遇高温、高寒天气，还要增加饮水量，大概增至 5000 毫升。

（2）不要等口渴了再喝水

当我们感觉口渴了的时候，实际上这时我们的身体已经处于缺水状态了。所以喝水不要等口渴，少量、多次、主动饮水才是最好的饮水方式。

（3）一早一晚两杯水非常必要

经过一夜睡眠，机体会流失很多水分，可能会造成血液黏稠度增加。所以睡前半小时到一小时左右喝一杯白开水，可以提前补充夜间体内的水分流失，晨起空腹喝一杯白开水，不但可以补充前一晚体内流失的水分，还能被肠道迅速吸收，起到预防便秘的作用。

（4）合理选择水的品种

首先提倡的就是白开水，但是受工作性质的限制，瓶装的纯净水、矿泉水也是不错的选择。如果在冬季，建议喝温水，这样可以避免由于水温过低造成胃肠道毛细血管收缩而引起的胃肠道痉挛。我们还可以选择淡茶水。但是甜饮料是最不建议选择的。由于甜饮料中糖的含量过高，会造成不必要的能量过剩。

在高温天气，现场工作超过 1 小时，建议员工们选择运动饮料来补充因流汗过多而丢失的电解质。运动饮料是营养素及其含量适应运动或体力活动人群的生理特点，能为机体补充水分、电解质和能量，可被迅速吸收的饮料。

在水质较硬的地区，员工可以选择纯净水替代一部分自来水。

3. 饮酒现状

饮酒应限量，是中国营养学会给中国居民的膳食指南的内容之一，同样适合我们的风电一线员工。

在这次调查中，我们的员工饮酒情况是饮酒（48.7％）与不饮酒（50.9％）的比例相差不多。职工的饮酒频率以每周不到 1～2 次居多。饮酒种类以啤酒最多，占 65.9％，白酒较少。对于不同工种的饮酒情况见表 4-11（1）。

表 4-11（1）　一线各岗位员工饮酒情况调查表

工作场地	是（％）	否（％）
现场工作	63	37
室内工作	60	40
两者兼顾	36	64
其他	50	50

通过以上情况看，大多数员工的饮酒量不大，频率也不高；但现场工作人员的饮酒人数比较多。

饮酒危害见表 4-11（2）。

表 4-11（2）　饮酒危害一览表

神经系统	判断能力降低、控制能力减弱、记忆力减退
消化系统	胃炎、消化道出血、胰腺炎 肝炎、酒精性脂肪肝、肝硬化甚至肝癌
心血管系统	血压升高、心肌受损、心梗
内分泌系统	血糖异常、生育能力降低
营养	营养不良或肥胖
其他	工作事故、交通事故

进入体内的酒精，大概 90％要通过肝脏代谢，所以大量饮酒对肝脏的伤害最大。相关统计表明，在每日饮酒的酒精量大于 50 克的人群中，10～15 年后发生肝硬化的人数每年约为 2％，肝硬化死亡中有 40％是由酒精中毒引起的。

4. 饮酒小策略

（1）要想避免酒精对身体的伤害，最好的方法是不饮酒。

（2）如果在不得不饮酒的情况下，要做到适量饮酒。中国营养学会给我们的建议用量如下。

男性每天的酒精摄入不得超过 25 克，相当于 750 毫升啤酒或 250 毫升红酒或中度（20°～40°）酒 75 克或高度（大于 40°）酒 50 克。也就是说，男性每天的饮酒量不要超过上述其中的一种酒。

女性每天的酒精摄入不得超过 15 克，相当于 450 毫升啤酒或 150 毫升红酒或中度（20°～40°）酒 50 克。也就是说，女性每天的饮酒量不要超过上述其中的一种酒。

（3）不宜空腹饮酒。酒前应吃一些主食，最好是粗粮杂豆类的，还可以喝一些牛奶或者酸奶，这样不但有助于减慢酒精吸收的速度，而且主食中的淀粉在体内代谢后的产物还会帮助肝脏减轻酒精带来的伤害。

（4）酒桌上多吃一些蔬菜、水果，其中的膳食纤维会帮助身体代谢酒精，并减少酒精给身体造成的伤害。

（5）减慢饮酒速度，身体每小时处理的酒精相当于 1 听（335 毫升）啤酒所含的酒精量，所以喝得越快，醉得越快。

（6）饮酒时，不要喝碳酸饮料，啤酒白酒不要一起喝，因为二氧化碳气会加速酒精的吸收速度。

（九）新鲜与卫生是健康的前提

食物的合理搭配是获取更多食物营养的很好方法，而吃新鲜卫生的食物则是获取食物营养的前提。如果食物不新鲜、不卫生，不但会造成很多营养素的损失，而且还会对身体健康造成危害。因此，我们要把好食物的入口关。

1. 采购注意事项

在采购粮谷类时，应选择无污染、无霉变、无虫害、无掺假的，并且不要一次性采购很多。尤其是在炎热、潮湿的季节，应避免粮食发霉。蔬果类要选择新鲜的，每次采购量最好不要超过三天，如果有条件应当天采购。采购肉类要到正规商家，商家要有检验检疫合格证明。不选择肉色发暗、外表干燥或黏手、指压后凹陷很慢或不恢复、有酸味或氨味或臭味的肉类，不在牲畜禽类发生流行病区域采购肉类；加工类肉制品，如火腿、熏肉、酱肉尽量减少购买次数，一月一次为宜。

采购禽蛋类时，不要选择蛋壳表面污渍严重的，不买"散黄蛋""贴壳蛋"。豆制品要当天采购，不买颜色发暗、质地涣散、有淡黄色液体析出、表面发黏、味道变酸的豆制品。如购买罐头制品，要到正规商家。要选择有正规商标、生产日期、确切保质期、QS 标识的罐头制品，不要购买"胖听"的罐头。购买调味品也要到正规商家购买，应选择有正规商标、生产日期、确切保质期和 QS 标识的产品。

2. 储存注意事项

粮谷类要存放到低温、避光、通风和干燥的地方，要防虫、防鼠，经常除尘，经常检查是否霉变。

蔬菜中的叶菜类最好当天购买和当天食用，其他如根茎类蔬菜，最好存放在低温、避光和干燥的地方。如果条件允许，要尽量放到密封的保鲜袋中，再存放在冰箱的冷藏室中。

肉类购买后，如不能一次性吃掉，应存放在冰箱或冰柜中，4～8℃适合短期保存。如需要长期保存，应将其放置于冷冻室中。存放前，最好把肉类小块分装，避免用时反复解冻，引起肉类变质。其他类食物要按照食品包装的储存条件进行放置。

3. 卫生要求

后厨操作人员在进行食品加工前，要确保个人卫生合格，应做到剪指甲、用有效的清洁剂洗手，女士长发要放到工作帽中，工作衣帽要定期清洗和消毒；厨师接触过生肉之后，要再次洗手消毒。

砧板生、熟要分开。在每天工作结束后，要用有效消毒剂和清洁剂按时间规定消毒，之后要将砧板立放于操作台上，确保第二天使用时是清洁、干燥的。

蔬果类在烹调前要去除表面污物后，还要在清水中浸泡 10～15 分钟，然后再用流动水冲洗一遍；对于韭菜、卷心菜等有可疑农药残留的蔬菜，可用小苏打水清洗。

餐具除每天清洗外，公用碗筷要放到消毒柜中消毒。

4. 食品安全

肉类要彻底加工成熟。因为生吃肉类不但营养成分不易被吸收，还有可能感染寄生虫病。另外，肉类食物没有吃完应放入冰箱冷藏室，再吃时应再次彻底加工成熟食用。

如果生吃、凉拌蔬菜类，一定要充分浸泡（10～15分钟），并用果蔬清洗剂进行消毒；尽量不剩菜，否则蔬菜的营养成分会流失很多，还可能会对身体产生不利的物质，蔬菜吃新鲜的最安全。另外，如发芽的土豆、未烹调成熟的四季豆、新鲜的黄花菜、有毒蘑菇等都不要食用，其危害及控制措施见表4-12。

表4-12　常见有害蔬果类危害的控制措施一览表

类别	危险因素	所致危害	控制措施
发芽或未成熟的土豆	龙葵素	麻痹神经系统 口舌发麻、恶心、腹泻、神志不清，甚至死亡	不购买未成熟的土豆 低温避光储存 如有少量发芽，须彻底削皮、挖除 浸泡（30分钟）、加醋
未煮熟的四季豆	皂苷 红细胞凝集素	对消化道造成强烈刺激和毒性	充分加热，失去鲜亮的绿色方可 不追求快速出菜
新鲜的黄花菜	秋水仙碱进入体内转变成二秋水仙碱	呕吐、腹痛、腹泻	食用干黄花菜
毒蘑菇	毒蕈	消化道症状 甚至死亡	不食用野生毒蘑菇

在烹调中，应尽量采用蒸、煮、炖的方式，避免过多煎、炸、烤的烹调方式。因为长时间采用过高温度的烹调（如煎、炸、烤等）都会产生一些对身体有害的物质。如高蛋白、高脂肪的食物经过高温煎炸之后会产生杂环胺、苯并芘等致癌物，还会使食物本身所含有的一些维生素流失。

二、特殊环境营养补充篇：日常饮食指导

（一）高温环境工作

1. 高温作业范畴

　　根据环境作业温度及其和人体热平衡之间的关系，通常把35℃以上的生活环境和32℃以上（或气温在30℃以上、相对湿度超过80%）的劳动作业环境，或辐射热强度超过4.1841焦（1卡）/（厘米^2·分钟），或通风不良而存在的热源散能量超过83.7千焦/（米^2·分钟），视为高温作业范畴。因此，职工在夏季高温情况下攀爬风机进行作业就基本属于高温作业范畴了。

2. 机体变化

　　在高温环境下作业，人体会大量产热，这就需要加强散热才能维持机体的热平衡。但是当外界环境温度较高，不利于机体散热时，就会引起人体代谢和生理状况发生一系列反应，如体温升高，矿物质（钠、钾、钙、镁、铁、锌）、水溶性维生素（维生素B1、维生素B2、维生素C）、水分丢失增加，血液浓缩，心率加快，食欲不振，消化不良等症状；严重时，人还可能发生中暑。

3. 膳食营养原则

　　（1）能量

　　供给适量增加。高温环境作业人员能量推荐要比非高温作业时期增加5%，大概需增加50克肉类或50克主食。

　　（2）矿物质

　　由于在高温环境下作业，随着大量汗液的排出，人体会丢失一些矿物质，如

钾、钠、钙、镁、铁和锌等，所以应选择富含上述营养物质的食物。

钠的主要供给途径为食盐的摄入，由于大量盐的摄入可能对心血管系统产生不利的影响，因此近年来对于高温作业补充食盐持谨慎态度。对于刚刚进入高温作业的前几天需要增加钠的摄入，除了饭菜中的盐之外，在流汗较多的时候，可以喝一些淡盐水，但是每人每天食盐摄入量不要超过 15 克。除了高温作业的前几天需增加钠的摄入之外，之后就要减少食盐的摄入量或者不补充。

大量出汗是钾丢失的主要原因，缺钾可能是引起中暑的主要原因之一，所以在员工的饮食中要选择新鲜蔬菜、豆类、肉类等含钾丰富的食物。例如，杂豆粥就是一个不错的选择，既补充了水分，又能摄入丰富的钾。钾的补充可以提高工作耐力，预防中暑。

通过汗液排出是钙排出体外的途径之一，如果由于高温而导致大量流汗，钙的流失量就会增大，所以在饮食中要选择富含钙的食物摄入。每人每天至少要摄入 300 克牛奶、50 克豆制品、500 克绿叶菜、适量菌藻类食物。

高温环境大量流汗还会增加镁的丢失，如果常温下血清镁浓度下降 0.4%，那么在高温作业后就会下降 0.9%。富含镁的食物首选绿叶菜，其次是粗粮、坚果等。

富含铁的食物来自于动物性食物。如红肉、动物肝脏是铁的良好来源，而且消化吸收率很高。但要注意，为了避免过多能量、胆固醇的摄入，每人每周动物肝脏的摄入不要超过 2 次，每次 2～3 片即可。

（3）水溶性维生素

在高端环境下，人体中的维生素 C、维生素 B1、维生素 B2 流失较多，所以在高温作业期间，每人每天要增加新鲜的蔬菜水果、粗粮杂豆和肉类的摄入。如果做不到，可以适量补充维生素 B1、维生素 B2 营养素。

（4）水分补充

中等劳动强度下，每人每天需补水 3000～5000 毫升，强劳动强度下，每人每天需补水 5000 毫升以上。补水时，应注意水温不要过低，在 10℃为宜，并要少量、多次饮水。在饮食中还要注意增加汤、粥类等食物。

（5）合理搭配，精心烹制

在食物多样化的基础上，还要注意富含以上重点营养素的食物摄入。由于在高温环境下可能引起员工食欲的减退，所以饭菜的烹调要注意色香味，并经常调换花样。在注意卫生的前提下，应添加凉拌菜，增加酸味调味品。另外，水果中的有机酸也会刺激胃酸分泌，因此多食用水果可以增进食欲。

（二）低温环境工作

低温环境多指环境温度在 10℃以下，常见于寒带及海拔较高地区的冬季及冷库作业者。在寒冷季节，风机现场作业就基本属于低温环境工作范畴。

低温环境会使机体能量消耗增加，与能量消耗相关的营养素的需求量也会增加，如维生素 B1、维生素 B2 等。冬季日照时间短，机体维生素 D 合成不足，从而会影响钙的吸收。

对于低温环境工作人员在饮食上要注意以下四点。

1. 能量适量增加

低温环境工作能量需求增加，要比温带环境工作人员增加 10% ~ 15%的能量摄入，相当于每人每天多吃 100 克肉或者 100 克主食。

2. 脂肪

为增加抗寒能力，适应机体能量代谢的增加，每人每天应适量增加能量类食物的摄入，如适量增加肉类、植物油的摄入，但是也要适可而止。

3. 维生素

与能量代谢相关的营养素有维生素 B1、维生素 B2 等，要适量增加它们的摄入量，如粗杂粮、绿叶菜和牛奶等。

在寒冷季节，假如新鲜蔬菜、水果摄入不足，就会造成维生素 C 供给不足。如遇到蔬菜和水果供给缺乏时，可选择维生素 C 的膳食补充剂。

由于寒冷季节日照时间短，人体所需要的维生素 D 需要通过阳光照射在皮肤上合成，所以受季节限制，维生素 D 合成减少，员工应在中午温度相对较高时到户外晒太阳。如果条件受限，可在医生指导下适当补充维生素 D。

4.矿物质

在低温情况下，造成尿液量增多，随着排尿的增加，一些矿物质也会有所损失，所以要注意富含钾、钙、镁等营养素的摄入。

钾：绿叶菜、菌藻类、杂豆类等。

钙：牛奶、大豆制品、青菜、坚果等。

镁：绿叶菜、粗粮等。

（三）潮湿环境工作

在潮湿环境下作业和在高温环境作业极其相似，机体会大量产热，如外界温度、湿度较大不利于散热时，人体就会出现如体温升高，矿物质（钠、钾、钙、镁、铁、锌）、水溶性维生素（维生素 B1、维生素 B2、维生素 C）和水分丢失增加，血液相对浓缩，会产生心率加快、食欲不振、消化不良等症状，严重者还可能发生中暑。

因此，供给应适量增加，潮湿环境作业人员能量推荐要比非高温作业时期增加 5%，大概每人每天增加 50 克肉类或 50 克主食。

由于在潮湿环境作业，尤其是温度较高时，随着员工大量汗液的排出，会丢失一些矿物质，如钾、钠、钙、镁、铁、锌等，所以要在饮食上应选择富含上述营养物质的食物。

因为维生素 C、维生素 B1、维生素 B2 流失较多，所以在员工高温潮湿作业期间，每人每天要增加新鲜的蔬菜、水果、粗粮杂豆和肉类的摄入。如果不能做到，那么可以适量补充维生素 B1、维生素 B2 营养素。

由于在潮湿环境，尤其是梅雨季节，光照不足，往往会造成维生素 D 在体内合成不足。由于缺乏维生素 D 就会造成机体的钙吸收减少，所以阴冷季节或者梅雨季节要注意摄入含有维生素 D 的食物，如鱼类、蛋黄、动物肝脏等。但是所有的食物中维生素 D 的含量都很少，因此必要时建议补充维生素 D 的补充剂。

中等劳动强度每人每天需补水 3000～5000 毫升，强劳动强度每人每天需补水 5000 毫升以上。补水时，应注意水温不要过低，在 10℃为宜，并建议少量、多次饮水。在饮食中还要注意增加汤、粥类等食物。

（四）高原环境工作

海拔 3000 米以上的地区称为高原。高原具有大气压、气温随着海拔高度上升而降低的特点，另外，高原气候还有降水量少、气候干燥的特点。

高原环境能量消耗过多，但是它会使人体消化道分泌消化液减少，胃排空时间较长，容易造成营养素供给减少。另外，由于环境特点，如缺氧，还会造成机体内一些营养素消耗较多，如蛋白质、碳水化合物、脂肪、铁、维生素 A、B 族维生素、维生素 C、维生素 E 等。

在高原环境中工作的员工在饮食上要注意以下五点。

1. 摄入能量适当增加

高原地区人体的基础代谢、活动时能量消耗均高于平原地区，所以要增加 3%～5%，相当于多增加 50～100 克主食。

主食可以给我们的机体提供碳水化合物，而碳水化合物又是给机体提供能量的主力军，它的代谢能够很好地适应高原环境代谢的特点，所以每天要吃足量的主食。

2. 蛋白质

高原气候会造成人的食欲下降，出现蛋白质摄取不足，所以每人每天要保证蛋白质的摄入，尤其是优质蛋白。应保证每人每天必须摄入一个鸡蛋、一包牛奶、一块豆腐或一杯豆浆、一掌心大小的肉类。

3. 维生素

在高原缺氧的情况下，机体内维生素的需要量增加，补充多种维生素可以增强体力，改善心脏功能。有研究表明，在高原地区，维生素 A、B 族维生素、维生素 C、维生素 E 的供给量必须达到正常供给量的五倍。满足这些营养素的食物有：新鲜的、颜色鲜艳的蔬菜和水果，粗粮杂豆，动物肉。如果受地域等因素影响，不能保证每人每天都有充足的新鲜蔬菜和水果摄入，那么应该考虑采用膳食补充剂。

4. 矿物质

在高原缺氧条件下，机体就需要分泌促红细胞生成素，增强造血功能，使红细胞适量增加。红细胞有携带氧气的作用，可使机体供氧量增加以适应机体缺氧状况的发生。因为红细胞的主要成分血红蛋白的合成原料之一就是铁，所以在员工饮食中就要注意增加铁的摄入，员工在饮食中应注意红肉和动物血的摄入，每人每周争取吃 1～2 次动物肝脏。

5. 水

由于高原气候干燥，再加上机体缺氧等状况，所以机体内水的丢失量较多。初到高原的人，常无口渴感，不愿饮水，此时一定要注意水的摄入。而久居高原的人员，水的需求量与平原地区相同。

由于在高原环境中人体内消化酶活性不强，因而会影响人们的食欲，所以饭菜烹调时在注意以上营养素齐全的基础上，还要烹制得松软易于消化。

三、特殊人群营养指导篇

（一）口腔溃疡

1. 现状

在调查中，有 864 人正确填写此项目，经常会出现口腔溃疡症状的有 200 人，约占 23.1%。

2. 发生原因

口腔溃疡可能与 B 族维生素的缺乏（尤其是维生素 B2）、维生素 A 的缺乏、锌缺乏、维生素 C 缺乏有关系，所以饮食营养因素是非常重要的。食物过于精细、新鲜的蔬菜、水果摄入过少，食物种类过于单一，经常大量饮酒等都会引起上述维生素缺乏。

3. 防治对策

为了防止口腔溃疡的发生，在饮食中建议注意以下几点。

（1）每天吃 500 克的新鲜蔬菜。为避免一些怕热的维生素的流失，在温度允许的情况下，可以生吃一部分蔬菜；如果天气寒冷，也要避免过度加工蔬菜，如长时间煎炸食品等。

（2）每人每天至少要吃一种（个）水果。

（3）每人每天要适量吃粗杂粮，大概应占主食量的 1/3 ～ 1/2 为宜。

（4）每人每天吃一个鸡蛋，最好采用蒸煮的加工方式。

（5）每人每天吃一掌心大小的红肉。

（6）每人每天足量饮水，每人每天最少摄入 2000 毫升水，如在高温、干燥、低温天气，应适量增加饮水量。

（7）在冬季，如果新鲜蔬菜和水果来源不足，可考虑口服营养素补充剂，如 B 族维生素、维生素 C 等。

（二）眼睛干涩

1. 现状

在这项调查中，有 871 人正确填写，经常会出现眼睛干涩症状的有 353 人，约占 40.5%。

2. 发生原因

眼睛干涩可能与生活工作习惯、饮食因素有直接关系，主要有如下三个原因。

（1）用眼过度，长时间使用电脑，长时间进行仪器操作，尤其是在光线欠佳的环境中工作。

（2）新鲜蔬菜，尤其是深颜色的蔬菜摄入较少。

（3）动物性食物摄入较少等。

3. 防治对策

（1）避免长时间使用电脑和进行仪器操作，使用适当亮度的光源，每工作一小时休息十分钟。

（2）每人每天吃 500 克蔬菜，其中一半以上是颜色鲜艳的，如红色、橙色和深绿色等。

（3）每人每天吃一种（个）水果。

（4）如过度用眼，每周可以食用一次动物肝脏，每次 2～3 片即可。

（5）每人每天吃一掌心的红肉。

（6）如遇到眼睛过度疲劳，应及时就医。

（三）脂肪肝

1. 现状

在这项调查中，有 875 人正确填写，患轻度脂肪肝的有 8 人，患重度脂肪肝的有 11 人，患轻度和重度脂肪肝者约占 2.2%。

2. 发生原因

脂肪肝的成因和饮食有很强的相关性，主要有以下五个原因。

（1）能量摄入过高，尤其是肥胖、高脂血症、糖尿病患者较多见。

（2）长期、大量饮酒。

（3）脂类食物摄入过多。

（4）主食、糖类摄入过多。

（5）食物过于精细，摄入膳食纤维含量丰富的食物太少，如粗杂粮、蔬菜等。

3. 防治对策

（1）主食适量，粗细搭配，避免过多精细粮的摄入。每天粗杂粮的量大概占到主食量的 1/3 ～ 1/2。

（2）多吃新鲜蔬菜，每人每天食用量要达到 500 克，经常吃菌藻类食物。

（3）减少甜食的摄入。如糖果、蔗糖、蜂蜜、果汁和果酱等。

（4）控制肉类的摄入。肉类是脂肪的主要来源，所以每天应该吃不超过一掌心的肉类，尽量做到白肉（鱼、禽、虾类）多于红肉（猪、牛、羊肉），尽量避免动物内脏的摄入。

（5）选择优质蛋白。优质蛋白有利于人体肝细胞的修复和再生，但是动物性食物在含有优质蛋白的同时还含有脂肪，所以每天在控制肉类的基础上，多吃大豆制品，如豆腐、豆浆和豆腐皮等。

（6）不用动物油进行烹调，坚持使用植物油烹调，并控制用量，每人每天摄取植物油控制在 25 ～ 30 克，大概 2 ～ 3 汤匙。

（7）肥胖是脂肪肝的形成原因之一，保持健康体重：$18.5 \leqslant BMI \leqslant 23.9$〔体质指数（BMI）＝体重（千克）÷ 身高 ×2（米）〕。

（8）每年体检，注意脂肪肝的进程及肝功能情况。

（四）肾结石

1. 现状

在这项调查中，有 872 人正确填写，患肾结石的有 47 人，约占 5.4%。

2. 发生原因

肾结石的病因很复杂，如有代谢问题、肾脏问题、气候、营养问题等。其中，有两点可能和员工有相关性：第一，高温作业，大量出汗；第二，饮水量少。

3. 防治对策

针对风电一线员工的工作、生活现状，预防肾结石要注意以下三点。

（1）每天足量饮水，非高寒、高热环境，每天饮水至少 2000 毫升，如遇高寒、高热环境，每人每天饮水要达 3000 ~ 5000 毫升。

（2）控制草酸的摄入。一些涩味比较重的蔬菜，如菠菜、苦瓜、茭白、牛皮菜等，吃之前焯水，有利于去除蔬菜内的一部分草酸。

（3）如在水质较硬地区工作，建议水在烧开后再喝，另外还可以用纯净水替代一部分自来水。

（五）胆结石

1. 现状

在这项调查中，有 871 人正确填写，患胆结石的有 83 人，约占 9.5%。

2. 发生原因

胆结石的成因有很多，如代谢问题、饮食因素、感染、激素水平等。这里我们介绍一下饮食营养因素。

① 能量摄入过多。

② 脂类食物摄入过多。

③ 糖类食物，如主食类、精制糖等摄入过多。

④ 饮食过于精细，膳食纤维摄入过少。

⑤ 不吃早餐。在我们的膳食调查中，确实发现这一因素的存在。

3. 防治对策

① 控制总能量，保持健康体重：$18.5 \leqslant BMI \leqslant 23.9$。

② 选择适合肉类，每天食用一掌心的肉类，尽量做到白肉（鱼、禽、虾类）

多于红肉（猪、牛、羊肉），尽量避免动物内脏的摄入。

③ 由于蛋黄中胆固醇含量偏高，建议每人每天食用一个鸡蛋，尽量选择蒸煮的烹调方式。

④ 每天吃大豆制品。大豆制品中除了含有人体所需的优质蛋白之外，大豆卵磷脂对预防胆结石具有很好的作用。

⑤ 多吃蔬菜和水果，补充维生素、矿物质，以利于脂类代谢。

⑥ 每人每天都应有适量的膳食纤维摄入，除每人每天食用 500 克蔬菜和一个水果之外，还要注意菌藻类、粗杂粮的摄入。

⑦ 每天足量饮水，非高寒、高热环境，每人每天饮水至少 2000 毫升，如遇高寒、高热环境，每人每天饮水要达 3000 ~ 5000 毫升；

⑧ 限制甜食、糖果和蔗糖的摄入。

四、选零食要看清标签

风电现场工作的员工，由于特殊情况会有不能按时吃饭的情况，于是就会有人买来一些零食以备不时之需。在调查中发现，如饼干、方便面、火腿肠这些食品比较受大家欢迎。

我们一直提倡大家在不能按时进餐的情况下，应选择一些零食作为代餐，但是要选择优质零食和健康零食是不简单的。若要弄明白食品的真相，就必须学会读懂食品标签。

1. 一看营养成分表

把营养成分表放到第一个问题讲是因为它里面传达的信息实在太多、太重要，跟我们的生活有着密切的关系。表 4-13 就是很多人青睐的高纤粗粮饼干营养成分表，小小表格传递给我们两层重要的信息。

表 4-13　高纤粗粮饼干营养成分表

项目	每 100 克	NRV%
能量	2100 千焦	25%
蛋白质	6.8 克	11%
脂肪	33.0 克	55%
碳水化合物	42.0 克	14%
钠	240 毫克	12%

首先，第一个信息是根据国标要求强制标注的项目"能量"和四大核心营养素，即蛋白质、脂肪、碳水化合物和钠，以及与其相对应的含量。

我们把这款粗粮饼干与超市中常见的牛奶饼干、提子饼干中的脂肪含量做了一个比较，见表 4-14。

表 4-14　高纤粗粮饼干营养成分表

种类		脂肪含量（克）	NRV%
提子饼干	每 100 克	10.0	17%
牛奶饼干		15.6	26%
高纤粗粮饼干		33.0	55%

提子饼干中脂肪含量为 10 克 / 100 克，牛奶饼干中脂肪含量为 15.6 克 / 100 克，而这款粗粮饼干却成了"一匹黑马"，其脂肪含量竟达到了 33 克 / 100 克，是其他两款普通饼干的 2 ~ 3 倍。这么好的粗粮食品竟含有这么多的脂肪，这个事实恐怕令很多人震惊了。这么高的脂肪意味着什么？

我们接着解读营养成分表的第二个信息，那就是"NRV%"，也叫作营养素参考比值，即每 100 克（或每份）该食品中的营养成分占一个人全天营养素参考摄入量的百分比。如表 4-14 所示，高纤粗粮饼干：每 100 克脂肪的 NRV% 标注为 55%；也就是说，从 100 克的粗粮饼干中所获取的脂肪占了一个人全天对于脂肪参考摄入量的 55%。吃光这包重量为 168 克的粗粮饼干，就意味着摄入的脂肪占全天脂肪参考摄入量的 92%，几乎达到了全天脂肪参考摄入量的上限。如果再加上日常饮食中的肉食和烹调用油，每天的脂肪摄入量势必会大大超标。

很多上班族青睐高纤粗粮饼干，认为粗粮能量低，且含有丰富的膳食纤维，即能增加饱腹感,还能起到润肠通便的作用,所以很多人用它来作为减肥时期"健康"的代餐食品。通过对表4-14的分析可以看出,想靠吃粗粮饼干来减肥恐怕反而会带来脂肪及能量过剩的风险。在挑选这些预包装食品的时候,我们一定要擦亮双眼,仔细阅读其营养成分表。

有人可能会疑惑,这么好的粗粮饼干怎么会有这么高的脂肪含量?接下来,我们马上进入我们解读标签的第二步来看一下其配料表,一起来寻找答案。

2. 二看配料表

配料表里也包含着两层含义。首先,为了尊重消费者的知情权,所有配料均应如实标注。其次,各种配料应按制造或加工食品时加入量的递减顺序排列。这意味着排在前几位的成分就是该产品的主料,也就可以反映出该产品的本质。

让我们先来看看该粗粮饼干的配料表。它显示的配料顺序依次为:小麦粉、精炼植物油、麸皮、白砂糖和起酥油等。排在配料表前五位里有两个都是"油"。看过配料表后,你就能理解粗粮饼干为何脂肪含量如此之高了。

粗粮本身口感粗糙,而且外形松散不易成型,要想让粗粮饼干变得可口且不易碎,就必须让大量的油脂来帮忙了。粗粮被改造做成饼干后,口感得到了大大的改善,吃起来很香酥,但添加大量的油脂及精制糖对健康而言却没有益处。

3. 三看食品名称

学会了看食品的营养成分表及配料表,就不会被花里胡哨的食品名称所"忽悠"了。

比如,这包粗粮饼干,它里面的确有相当量的麸皮,但排在配料表里的前两位还是面粉和植物油,吃粗粮饼干绝不能等同于吃粗粮。

再比如,"零脂肪"的乳饮料,很多人购买它时主要是看中了它"零脂肪"这个亮点。在看过这种饼干的营养成分表之后,发现其脂肪的含量的确为零。但在看了配料表后发现排在前两位的是依次是水和白砂糖,乳粉的含量不比白砂糖多。虽然没有脂肪,但是白砂糖所带来的高能量和对健康的副作用却绝对不能忽视。

所以，食品营养成分和食品名称是不能直接画等号的。

4.四看生产日期

生产日期是最容易掌握也是日常最被大家关注的。它的选择原则就是挑选生产日期越近的食品越好。

除了不购买过期食品外，还要提醒大家的就是关注"储存条件"。比如，一些熟食制品及鲜奶、酸奶等食品饮料均需低温储存。很多此类食品在超市的常温环境下打折促销。这些需要低温储存的食品如果脱离了它的储存环境，即使没有过期，也要当心它们有在保质期内"提前过期"的风险。

希望大家在购买包装食品时要养成看标签的好习惯，同样希望通过对标签的解读，可以帮助大家成为一名明智的购物者。

小　结

好的，营养支持是身心健康的第一步，"风电郎"们再辛苦、再忙碌也一定要关注自己的营养摄取，它能够为你的"革命"提供能量保障哦！

附录

风电场员工健康管理手册调查问卷

亲爱的员工，您好！公司一直非常关注您的健康，请您抽出宝贵的时间配合我们的调研。本问卷只是为了了解大家在现场的健康状态，因此所有信息将会严格保密！

1. 您在风电现场工作多久了？

   A. 1 年以内

   B. 1～3 年

   C. 3～5 年

   D. 5 年及以上

2. 您现阶段在哪个项目现场工作＿＿＿＿＿＿＿＿＿＿（省、市、县、项目名称）；

   您工作时间最长的项目或地域是＿＿＿＿＿＿＿＿（省、市、县、项目名称）；

   您在该项目工作了＿＿＿＿＿个月。

3. 您长期工作地点的环境情况是，请根据实际情况进行选择。（每行单选）

   （1）温度部分：（以不同季节均温作答）（每行单选）

	酷热（>35℃）	炎热（26～30℃）	温暖（15～25℃）	凉（6～14℃）	温和（0～5℃）	微寒（0～-10℃）	小寒（-11～-20℃）	严寒（-20～-30℃）
夏季								
冬季								

（2）干湿度部分：（以不同的干湿感受作答）（每行单选）

季节	干旱	半干旱	半湿润	湿润	过湿
夏季					
冬季					

（3）地形部分：您工作的主要地点是以什么地形为主？

A. 山地

B. 丘陵

C. 高原

D. 盆地

E. 平原

（4）地势部分：您工作的主要地点的海拔大致为？

A. 1500 米以下

B. 1500～3500 米

C. 3500～5500 米

D. 5500 米以上

（5）植被部分：您工作地方的植被情况如何？

A. 植被茂密

B. 植被一般

C. 植被较少

D. 基本没有植被

（6）特殊环境：您工作的地方是否存在其他影响您日常生活的环境，请填写在下方；如果没有，请填写"否"。

4. 您的主要工作是？

A. 风机在建

B. 售后质保

C. 运维

D. 其他

5. 您的主要工作性质是？（请以您的主要工作性质作答）

A. 现场工作

B. 室内伏案工作

C. 前两者兼有

D. 其他

营养篇

1. 您每天吃鸡蛋吗？

   A. 吃

   B. 不吃

2. 如果吃鸡蛋，一般在哪一餐吃？

   A. 早餐

   B. 午餐

   C. 晚餐

   D. 其他时间

   一天吃几个鸡蛋？

   A. 1 个

   B. 2 个

   C. 3 个以上

3. 您多久喝一次牛奶或酸奶？

   A. 每天喝

   B. 每周 3～5 次

   C. 一周 2 次以下含 2 次

   D. 从不喝

4. 每次饮奶量？

   A. 一袋（盒）

   B. 一袋（盒）以上

5. 您能每天吃蔬菜吗？

   A. 是

B. 否

7. 您每天吃水果吗？

    A. 是

    B. 否

8. 您经常吃大豆制品吗？（豆浆、豆腐、豆干、腐竹等）

    A. 每天吃

    B. 每周 3 ~ 5 次

    C. 一周 2 次以下含 2 次

    D. 从来不吃

9. 您每天大概喝多少水？（一瓶矿泉水大致为 550 毫升；一杯水大致为 200 ~ 300 毫升）

    A. 500 毫升以内

    B. 600 ~ 1000 毫升

    C. 1000 ~ 2000 毫升

    D. 2000 ~ 4000 毫升

    E. 4000 毫升以上

10. 您每天是如何喝水的？

    A. 自觉、有规律地喝水

    B. 想起来就喝，想不起来时候渴了再喝，假如没条件就不喝了

    C. 基本不怎么喝水，主要靠食物里的水分

    D. 其他

11. 您喝水的种类？（可多选）

    A. 白开水

    B. 瓶装（桶装）水

    C. 生水

    D. 碳酸饮料

    E. 果汁饮料

    F. 凉茶类饮料

12. 您知道平日的菜类、肉类大概多久采购一次吗？

（备注：如果您对该题不清楚就可以不作答。）

13. 除主食外，您食用蔬菜、肉类经常以什么烹调方式加工？（单选）

　　A. 蒸、炖

　　B. 水焯凉拌

　　C. 水煮

　　D. 爆炒

　　E. 煎炸

14. 您是否饮酒？

　　A. 是

　　B. 否

15. 如果您饮酒，平均一周喝几次酒？

　　A. 不到 1 次

　　B. 1～2 次

　　C. 3 次

　　D. 4 次及以上

16. 您主要喝什么类型的酒？每次大约喝多少？

17. 您是否吸烟？

　　A. 是

　　B. 否

18. 如果吸烟，那么您的吸烟量是多少？

　　A. 每天 1 包

　　B. 一周 1 包或以下

　　C. 一周 2～3 包

　　D. 一周 ≥ 4 包

19. 您的 BMI 指数（BMI= 体重（千克）÷（身高（米））²）？

　　A. < 18.5

　　B. 18.5～23.9

C. 24～27.9

D. > 28

20. 您的腰围是多少？

A. ≤ 85 厘米

B. > 85 厘米

21. 您每天平均睡几个小时？

A. 6 小时以下

B. 6～8 小时

C. 8 小时以上

22. 您每天晚上大概几点入睡？

23. 请根据您三餐的进食情况，对您三餐的准时性进行选择。（每行单选）

名称	准时	不准时	不准时，但总能吃上	不准时，也不一定能吃上	吃不上
早餐					
午餐					
晚餐					

24. 请根据您日常的饮食情况，对主食摄入量进行选择。（每行单选）

主食种类	每天吃	每周 3～5 次	每周 1～2 次	每月 2～3 次	一个月少于 2 次
米饭					
面食					
粗杂粮					
杂豆类					

备注：面食：馒头、面条等面食；粗杂粮：玉米、荞麦、莜面、高粱、小米、黄米等；杂豆类：红豆、绿豆、芸豆、豌豆等。

25. 您日常都吃什么种类的蔬菜？请根据您的实际情况，选择您对不同种类蔬菜的食用频率。（每行单选）

蔬菜种类	每天吃	每周 3～5 次	每周 1～2 次	每月 2～3 次	一个月少于 2 次
叶菜类					

续表

蔬菜种类	每天吃	每周 3~5 次	每周 1~2 次	每月 2~3 次	一个月少于 2 次
瓜茄类					
椒类					
根茎类					
花菜类					

备注：叶菜类：小白菜、菠菜、包心菜等；瓜茄类：黄瓜、西红柿、茄子等；椒类：青椒、彩椒、鲜辣椒等；根茎类：土豆、萝卜、山药等；花菜类：菜花、西兰花等。

26. 请根据您平日食肉的情况，选择你对以下常见肉类的食用频率。（每行单选）

种类	每天吃	每周 3~5 次	每周 1~2 次	每月 2~3 次	一个月少于 2 次
畜肉类					
禽肉类					
水产类					

备注：畜肉类：猪、牛、羊等；禽肉类：鸡、鸭等；水产类：鱼、虾等。

27. 您在现场工作和生活是否有以下困扰？请根据您的实际情况，对以下症状发生的频率进行选择。（每行单选）

症状	总是	经常	偶尔	很少	无该项症状
眼睛干涩					
口腔溃疡					
皮肤干燥					
便秘					
胃肠不适					
中暑					

28. 您在定期体检中是否发现自己存在以下症状，请根据您的实际情况进行程度选择。（每行单选）

症状	无该项症状	轻微	中度	较重	重度
高血压					
高血糖					
高甘油三酯血症					
高胆固醇					
脂肪肝					

症状	有	无
肾结石		
胆结石		
窦性心律不齐		

体能康复篇

1. 您在风机内长时间持续工作的耐力如何？

   A. 可以持续工作 3 小时

   B. 可以持续工作 2 小时

   C. 可以持续工作 1 小时

   D. 可以持续工作 0.5 小时

   E. 只能持续工作 20 分钟以下

2. 您肌肉的柔韧性如何？（双脚并拢站姿，双手向下摸到的部位。）

   A. 能用手掌触地

   B. 能用拳头触地

   C. 能用指尖触地

   D. 能摸到脚面

   E. 不能摸到脚踝

3. 您的关节活动灵活度如何？（关节正常屈伸、扭转。）（每行单选）

部位	不能正常活动，且痛感明显	个别角度活动受限，且有痛感	活动稍微受限无痛感	活动基本自如	活动自如
颈部					
肩部					
腰部					
膝关节					
脚踝					
肘关节					
腕部					

4. 您上肢力量如何？（用一次能做标准俯卧撑的个数加以衡量。）

    A. 40 个以上

    B. 30 ~ 40 个

    C. 20 ~ 29 个

    D. 10 ~ 19 个

    E. 0 ~ 9 个

5. 您下肢力量如何？（衡量立定跳远的距离。）

    A. 2.5 米以上

    B. 2.2 ~ 2.5 米

    C. 2 ~ 2.19 米

    D. 1.7 ~ 1.99 米

    E. 0 ~ 1.69 米

6. 你是否需要爬风机？（如果答案是"否"，那么后两问可以不作回答。）

    A. 是

    B. 否

    如果是，平均每天要爬 ____ 趟，平均每次在风机内的工作时长是____小时。

7. 请根据您攀爬风机后的实际情况，对身体不同部位的不适感程度进行选择。

    （每行单选）

部位	极其不适且不能忍受	非常不适但能忍受	有些不适	稍有不适	无不适
肩部					
前臂及手腕					
上背部					
腰部					
腰椎					
大腿后侧肌肉					
膝关节					

8. 您平时锻炼的方式和频率？

   A. 基本不锻炼（一个月无法保证 1 次）

   B. 偶尔锻炼（一个月 2~3 次）

   C. 周期性坚持锻炼（每周 2~3 次）

   D. 基本每天坚持锻炼（每周 4~7 次）

9. 您平时采用哪种锻炼方式？请根据您的实际情况，选择不同锻炼方式的发生频率。（每行单选）

锻炼方式	无锻炼习惯（一个月最多1次）	偶尔锻炼（一个月2~3次）	稍微锻炼（每周次）	坚持锻炼（每周2~3次）	养成锻炼习惯（每周4次以上）
室外有氧运动					
力量锻炼					
一般球类运动					

备注：室内有氧运动：快走、慢跑、跳绳等；力量锻炼：弹力带、哑铃、单杠、双杠、俯卧撑、平板支撑、深蹲等；一般球类运动：乒乓球、羽毛球、台球、篮球、足球等。

10. 您平均每次运动锻炼的持续时间是多久？

    A. 0.5 小时以内

    B. 0.5 小时以上，2 个小时以内

    C. 2 个小时以上

11. 您每次锻炼的运动量有多大?

    A. 运动量大，疲劳感较大

    B. 运动量适中，疲劳感一般

    C. 运动量小，无疲劳感，精神很好

12. 在进行爬风机等体力工作前，您是否进行热身运动?

    A. 是

    B. 否

13. 如果您进行热身运动，您在体力工作前采用以下哪些热身运动? （可多选）

    A. 慢跑

    B. 动态性的关节肌肉拉伸（如连续多次转动颈部、踢腿、扭腰等）

    C. 核心激活（做一些腹桥、臀桥和侧桥等动作）

    D. 神经激活（快速地高抬腿或小步跑使自己精力集中）

    E. 其他

14. 在体力工作后，您是否进行关节和肌肉的放松性活动?

    A. 是

    B. 否

15. 如果您进行放松性活动，那么常采用下列哪些方式? （可多选）

    A. 按摩放松（自己或同事帮您按、揉肌肉）

    B. 放松性慢跑或快走

    C. 冷 / 热水浴

    D. 静态肌肉牵拉放松（如静态牵拉腰部肌肉；直腿下腰手指触地，并保持该动作 15 秒以上）

    E. 其他

16. 您在进行运动锻炼前是否进行热身运动?

    A. 是

    B. 否

17. 您在运动锻炼前一般采用下列哪些热身方式? （可多选）

    A. 慢跑

B. 动态性的关节肌肉拉伸（如连续多次转动颈部、踢腿、扭腰等）

C. 核心激活（做一些腹桥、臀桥和侧桥等动作）

D. 神经激活（快速地高抬腿或小步跑使自己精力集中）

E. 其他

18. 您在体力工作后，是否进行关节、肌肉的放松性活动？

A. 是

B. 否

19. 您在运动锻炼后，采用了下列哪些方式进行身体放松调节？（可多选）

A. 按摩放松（自己或同事帮您按、揉肌肉）

B. 放松性慢跑或快走

C. 冷 / 热水浴

D. 静态筋肉牵拉放松（如静态牵拉腰部肌肉；直腿下腰手指触地，并保持该动作 15 秒以上）

E. 其他

心理篇

有关心理状态的调查

1. 您觉得您目前的压力状况如何？（单选）

A. 比较小

B. 一般

C. 比较大

D. 很大

E. 极大

2. 关于您的感觉及行为，请根据您近期的实际情况对以下感受出现的频率做出相应的选择。（每行单选）

身体感受	从不	极少	较少	有时	经常	总是
心力耗尽	1	2	3	4	5	6
快被压垮了	1	2	3	4	5	6
难以放松	1	2	3	4	5	6
容易发怒	1	2	3	4	5	6
没有耐心	1	2	3	4	5	6
心慌意乱	1	2	3	4	5	6
压力大	1	2	3	4	5	6
焦虑	1	2	3	4	5	6

3. 关于您的身体状况，请根据您近期的实际情况对以下情况或感受出现的频率做出相应的选择。（每行单选）

身体感受	从不	极少	较少	有时	经常	总是
睡眠困难，难以入睡，早醒或睡不踏实	1	2	3	4	5	6
食欲下降	1	2	3	4	5	6
胃部不适或恶心	1	2	3	4	5	6
背痛	1	2	3	4	5	6
胸闷、胸痛、心悸	1	2	3	4	5	6
头痛	1	2	3	4	5	6
消化不良或胃灼热	1	2	3	4	5	6
眼部过劳	1	2	3	4	5	6
腹泻	1	2	3	4	5	6
便秘	1	2	3	4	5	6
耳鸣	1	2	3	4	5	6
头昏眼花	1	2	3	4	5	6
身体疲惫	1	2	3	4	5	6
记忆力下降	1	2	3	4	5	6
肌肉紧张	1	2	3	4	5	6

4. 下面这些句子描述了可能体验到的各种感受。请根据过去一个月中，您自身体验到的下列感受出现的频率，选择符合自身情况的选项。（每行单选）

身体感受	没有	很少	有时	经常	总是
愤怒	0	1	2	3	4
焦虑	0	1	2	3	4
心情舒畅	0	1	2	3	4
心烦	0	1	2	3	4
平静	0	1	2	3	4
满足	0	1	2	3	4
压抑	0	1	2	3	4
气馁	0	1	2	3	4
厌烦	0	1	2	3	4
欣喜	0	1	2	3	4
劲头十足	0	1	2	3	4
有激情	0	1	2	3	4
兴奋	0	1	2	3	4
恐惧	0	1	2	3	4
狂怒	0	1	2	3	4
沮丧	0	1	2	3	4
放松	0	1	2	3	4
满意	0	1	2	3	4
郁闷	0	1	2	3	4
愉悦	0	1	2	3	4
快乐	0	1	2	3	4

5. 请根据您过去两周内下列感受的实际发生频率，选择符合自身情况的选项。（每行单选）

身体感受	从没有	有时	少于一半时间	多于一半时间	多数时间	总是
感觉沮丧，伤心	0	1	2	3	4	5
对日常事物失去兴趣	0	1	2	3	4	5
精力差	0	1	2	3	4	5

身体感受	从没有	有时	少于一半时间	多于一半时间	多数时间	总是
越来越不自信	0	1	2	3	4	5
内疚自责	0	1	2	3	4	5
活着没有意义	0	1	2	3	4	5
难以集中精力	0	1	2	3	4	5
焦躁不安	0	1	2	3	4	5
难以做出决定	0	1	2	3	4	5

6. 下面的句子是对工作感受的描述。请根据您的同意程度，做出相应选择。（每行单选）

身体感受	非常不同意	不同意	有点不同意	有点同意	同意	非常同意
早上起床后，我想到要去上班就感觉很累	1	2	3	4	5	6
工作中，我感觉精疲力竭	1	2	3	4	5	6
下班后，我感觉疲惫不堪	1	2	3	4	5	6
整天工作让我感觉很有压力	1	2	3	4	5	6
我觉得我的工作很有意义	1	2	3	4	5	6
我对自己的工作充满激情	1	2	3	4	5	6
我对工作越来越没有兴趣	1	2	3	4	5	6
我觉得自己的工作很有价值	1	2	3	4	5	6
我对工作的抱怨越来越多	1	2	3	4	5	6

7. 下面是对缓解压力方式的描述，请根据您的实际情况，做出相应选择。（每行单选）

缓解压力的方式	没有	很少	有时	经常	总是
学习	0	1	2	3	4
打牌（扑克、麻将等）	0	1	2	3	4
抽烟	0	1	2	3	4
聚餐	0	1	2	3	4
喝酒	0	1	2	3	4

缓解压力的方式	没有	很少	有时	经常	总是
体育运动（有氧、力量、球类等）	0	1	2	3	4
接触大自然	0	1	2	3	4
听音乐	0	1	2	3	4
睡觉	0	1	2	3	4
阅读	0	1	2	3	4
看电影	0	1	2	3	4
看视频	0	1	2	3	4
浏览网页	0	1	2	3	4
找人聊天	0	1	2	3	4
玩游戏	0	1	2	3	4
逛街	0	1	2	3	4
网购	0	1	2	3	4
待着放松，什么都不干	0	1	2	3	4
其他	0	1	2	3	4

8. 下面是对缓解压力方式效果的描述。请根据您的实际情况，做出相应选择。（每行单选）

缓解压力的方式	差	较差	一般	好	非常好
学习	0	1	2	3	4
打牌（扑克、麻将等）	0	1	2	3	4
抽烟	0	1	2	3	4
聚餐	0	1	2	3	4
喝酒	0	1	2	3	4
体育运动（有氧、力量、球类等）	0	1	2	3	4
接触大自然	0	1	2	3	4
听音乐	0	1	2	3	4
睡觉	0	1	2	3	4
阅读	0	1	2	3	4
看电影	0	1	2	3	4
看视频	0	1	2	3	4

缓解压力的方式	差	较差	一般	好	非常好
浏览网页	0	1	2	3	4
找人聊天	0	1	2	3	4
玩游戏	0	1	2	3	4
逛街	0	1	2	3	4
网购	0	1	2	3	4
呆着放松，什么都不干	0	1	2	3	4
其他	0	1	2	3	4

9. 您希望公司提供哪些与心理健康相关的服务？（多选）

A. 压力管理技巧

B. 保持阳光心态技巧

C. 情绪管理技能

D. 电话心理咨询

E. 心理舒压室 / 放松器械

F. 丰富的员工活动

G. 其他

有关压力源的调查

下面的句子是对工作压力源的描述。请根据您目前对下列各事件的实际认可程度，选择合适的选项。（每行单选）

工作压力源	非常不同意	不同意	有点不同意	有点同意	同意	非常同意
工作中遇到困难时，我能得到直接领导的帮助和支持	1	2	3	4	5	6
我的直接领导会关心我生活上的问题，并尽量提供帮助	1	2	3	4	5	6
我的直接领导在工作中表现出有效的领导技能	1	2	3	4	5	6
我不适应现在领导的管理风格与方式	1	2	3	4	5	6

工作压力源	非常不同意	不同意	有点不同意	有点同意	同意	非常同意
我和我的直接领导沟通顺畅	1	2	3	4	5	6
我的工作成果能被领导认可	1	2	3	4	5	6
我有便利的渠道向领导表达对工作、公司的意见和建议	1	2	3	4	5	6
我所反映的合理化建议，都能够得到相应的回应	1	2	3	4	5	6
领导非常重视员工的合理化建议	1	2	3	4	5	6
我和业主之间沟通顺畅	1	2	3	4	5	6
业主的要求比较严格	1	2	3	4	5	6
业主会随时打电话沟通，有时甚至在深夜与我打电话沟通	1	2	3	4	5	6
我的工作能够得到业主的尊重和认可	1	2	3	4	5	6
业主会因为不具备相应的专业知识而提出不合理的要求	1	2	3	4	5	6
工作地点气候环境恶劣	1	2	3	4	5	6
工作地点很偏僻，离县城等人口聚集地较远	1	2	3	4	5	6
工作地点住宿条件差	1	2	3	4	5	6
工作地点经常停水、停电和断网	1	2	3	4	5	6
工作地点能够提供的饮食条件差	1	2	3	4	5	6
工作地点没有可供业余休闲娱乐的条件和设施	1	2	3	4	5	6
婚恋情感遇到问题	1	2	3	4	5	6
与配偶或恋人两地分居	1	2	3	4	5	6
子女教育或成长遇到问题	1	2	3	4	5	6
工作地点离家远	1	2	3	4	5	6
赡养父母压力大	1	2	3	4	5	6
很长时间无法回家看望父母	1	2	3	4	5	6
我有清晰的职业发展规划	1	2	3	4	5	6
公司里的晋升制度合理	1	2	3	4	5	6
我对公司的晋升制度很了解	1	2	3	4	5	6

续表

工作压力源	非常 不同意	不同意	有点 不同意	有点 同意	同意	非常 同意
公司提供给员工的职业发展通道较多	1	2	3	4	5	6
同事之间相互尊重，相互关心	1	2	3	4	5	6
在工作中能得到同事的支持与帮助	1	2	3	4	5	6
同事之间沟通顺畅	1	2	3	4	5	6
同事之间关系很融洽	1	2	3	4	5	6
工作量很大	1	2	3	4	5	6
部门人手紧张	1	2	3	4	5	6
休假制度不合理	1	2	3	4	5	6
工作中的付出与回报不成比例	1	2	3	4	5	6
需要高空作业	1	2	3	4	5	6
工作时需要负重	1	2	3	4	5	6
工作的空间狭小	1	2	3	4	5	6
需要接触电等危险源	1	2	3	4	5	6

　　您好！关于身体、营养和心理健康部分的调研基本结束。我们如有疏忽的地方，请您在下方填写，我们会特别关注，谢谢！